U0266811

◎ 健康中国系列丛书

# 慢性呼吸系统疾病知识问答

主 编 赵增毅 赵 哲

科 学 出 版 社

北 京

# 内 容 简 介

　　本书由临床一线专家团队编写，讲解了慢性呼吸系统疾病患者最为关心的问题。全书共五章700余问。第一章基础篇阐述了慢性呼吸系统疾病相关概念、流行病学、检查方法、治疗方法；第二章及第三章对慢性阻塞性肺疾病的诊治、评估、自我管理与预防，以及并发症与合并症的诊治等进行了详尽的解答；第四章论述支气管哮喘、肺栓塞、肺结节、肺癌、肺结核、间质性肺病等的临床表现、诊断及治疗；第五章为中医药篇，介绍了中医辨证施治、辨证施膳，各种中医养生、内服外治、调理的方法。

　　本书内容丰富，解答详尽，通俗易懂，适合基层医务工作者、慢性呼吸系统疾病患者及其家属参考。

**图书在版编目（CIP）数据**

慢性呼吸系统疾病知识问答 / 赵增毅, 赵哲主编 . — 北京：科学出版社，2024.3

　（健康中国系列丛书）

　ISBN 978-7-03-078139-0

　Ⅰ . ①慢…　Ⅱ . ①赵… ②赵…　Ⅲ . ①呼吸系统疾病−诊疗−问题解答　Ⅳ . ① R56−44

中国国家版本馆 CIP 数据核字（2024）第 051212 号

责任编辑：于　哲 / 责任校对：张　娟
责任印制：师艳茹 / 封面设计：龙　岩

**版权所有，违者必究，未经本社许可，数字图书馆不得使用**

科 学 出 版 社 出版

北京东黄城根北街 16 号
邮政编码：100717
http://www.sciencep.com

三河市春园印刷有限公司印刷
科学出版社发行　各地新华书店经销

\*

2024 年 3 月第　一　版　　开本：880×1230　1/32
2024 年 3 月第一次印刷　　印张：7
字数：176 000
定价：72.00 元

（如有印装质量问题，我社负责调换）

# 编者名单

**主　编**　赵增毅　河北省石家庄市第二医院

河北省糖尿病基础医学研究重点实验室

赵　哲　河北省石家庄市第二医院

河北省糖尿病基础医学研究重点实验室

**副主编**　吕侯强　河北省石家庄市第二医院

位　庚　河北省石家庄市第二医院

河北省糖尿病基础医学研究重点实验室

张　瑾　河北省石家庄市第二医院

刘敬涛　河北省石家庄市第二医院

李宏斌　河北省石家庄市第二医院

张莉莉　河北省石家庄市第二医院

河北省糖尿病基础医学研究重点实验室

**编　者**　（按姓氏汉语拼音排序）

陈亚玲　石家庄市西部医疗中心（井陉县医院）

崔　杰　河北省石家庄市第二医院

崔凤珍　河北省石家庄市第二医院

范素芳　河北省石家庄市第二医院

冯欧花　石家庄市西部医疗中心（井陉县医院）

高耐芬　河北省石家庄市第二医院

郭二立　河北省石家庄市第二医院

胡莉芳　河北省石家庄市第二医院

李静桥　石家庄市西部医疗中心（井陉县医院）

李全龙　石家庄市西部医疗中心（井陉县医院）

刘红利　河北省石家庄市第二医院

刘利勇　石家庄市西部医疗中心（井陉县医院）

吕云玲　河北省石家庄市第二医院

马战国　河北省石家庄市卫生健康委

任亚莉　河北省石家庄市第二医院

申瑞霞　河北省石家庄市第二医院

石　彤　河北省石家庄市第二医院

石梦莹　河北省石家庄市第二医院

田金悦　河北省石家庄市第二医院

王　颖　河北省石家庄市第二医院

王坤芳　河北省石家庄市第二医院

王琳琳　河北省石家庄市第二医院

王秀粉　河北省石家庄市第二医院

魏照晴　河北省石家庄市第二医院

谢　轩　河北省石家庄市第二医院

许　灿　河北省石家庄市第二医院

许圣慧　河北省石家庄市第二医院

于凯娜　河北省石家庄市第二医院

余继宁　河北省石家庄市第二医院

张　佳　河北省石家庄市第二医院

张　硕　河北省石家庄市第二医院

张夕慧　河北省石家庄市第二医院

张永芳　河北省石家庄市第二医院

赵惠叶　河北省石家庄市第二医院

# 序

2019 年 7 月，我国出台《健康中国行动（2019—2030 年）》等相关文件，7 月 9 日，国务院成立健康中国行动推进委员会，负责统筹推进《健康中国行动（2019—2030 年）》组织实施、监测和考核相关工作。

《健康中国行动（2019—2030 年）》《关于实施健康中国行动的意见》等相关文件，围绕疾病预防和健康促进两大核心，提出将开展 15个重大专项行动，促进以治病为中心向以人民健康为中心转变，努力使群众不生病、少生病。其中"健康知识普及行动"提出实现全国居民健康素养水平到 2030 年不低于 30% 的目标，"慢性呼吸系统疾病防治行动"要求引导重点人群早期发现疾病，控制危险因素，预防疾病发生发展；探索高危人群首诊测量肺功能，40 岁及以上人群体检检测肺功能。加强慢性阻塞性肺疾病（慢阻肺）患者健康管理，提高基层医疗卫生机构肺功能检查能力；实现到 2030 年，70 岁及以下人群慢性呼吸系统疾病死亡率下降到 8.1/10 万及以下的目标。

慢性呼吸系统疾病是我国最常见的疾病之一，由李薇、杨汀、王辰教授 2020 年撰写完成的《中国慢性阻塞性肺疾病防治现状及进展》表述：据《中国卫生与计划生育统计年鉴 2013》数据显示，1998 ～ 2008 年，呼吸系统疾病占我国各类疾病 2 周就诊率首位，被世界卫生组织（WHO）列为全球"四大慢性疾病"之一。我国慢性呼吸系统疾病患病率逐年上升，而慢阻肺是最常见的慢性呼吸系统疾病，在我国患病率高，并有较高的病死率和巨大疾病负担。全国流行病学调查结果显示，2012～2015 年中国 20 岁及以上居民慢阻肺患病率为 8.6%，其中 40 岁及以上居民患病率 13.7%，男性为 11.9%、女性为 5.4%，农村为 9.6%、城市为 7.4%。根据 2015 年人口普查数据估算，我国慢阻肺患者约为 9990 万，已成为引起患者病死的第 3 大死因。全球疾病负担最新数据显示，2017 年中国慢阻肺病死率为 683.8/ 万，病死人数 96.59 万，并导致劳动能力和生活质量下降，给社会及家庭带来沉重的经济负担，已经成为重要的公共卫生问题。

当前，人们对慢性呼吸系统疾病的危害认识不足，对慢阻肺疾病名称的知晓率为 9.2%，肺功能检查的知晓率为 3.6%，慢阻肺相关知识的知晓率仅为 5.8%。因此，对慢性呼吸系统疾病，尤其是慢阻肺的健康知识宣传、教育和普及尤为重要。

由石家庄市第二医院赵增毅、赵哲两位教授牵头，自 2022 年开始编辑出版"健康中国系列丛书"，已经相继出版了《糖尿病知识问答》《高血压知识问答》两册科普读本，以实际行动推进《健康中国行动（2019—2030）》要求的 15 个重大专项行动第 1、11、14 即实施健康知识普及行动、心脑血管疾病防治行动、糖尿病防治行动的落实；而今又编写完成了《慢性呼吸系统疾病知识问答》一书，为加速推进"实施慢性呼吸系统疾病防治行动"健康知识的宣传和普及提供助力。该书对呼吸系统的组成和功能，慢性呼吸系统疾病的概念和流行病学、居家使用的设备和治疗措施，慢阻肺相关知识以及其他慢性呼吸系统疾病的诊断、治疗、预防和健康教育通过问答的形式进行了详尽的阐述，同时还对中医药在慢阻肺、肺结核、支气管哮喘、支气管扩张、肺纤维化、肺癌的诊疗和预防措施等方面的作用给出了答案，并解读了包括戒烟等危险因素的控制与预防。

该书内容丰富、通俗易懂、形式新颖，是广大群众获得健康知识的好科普，也是基层医务人员的参考书。慢性呼吸系统疾病，尤其是慢阻肺患者及其家属，可通过日常阅读获取有益的防治知识，提高自我管理能力。该书的出版，必将为健康中国战略的实施做出贡献。

丛斌

2023 年 12 月 20 日

---

　　**丛斌**：中国工程院院士，教授，博士生导师；第十三届全国人民代表大会常务委员会委员、宪法和法律委员会副主任委员；九三学社第十四届中央委员会副主席；河北医科大学副校长、法医学院院长。

# 前 言

2019 年 7 月，国务院发布了《关于实施健康中国行动的意见》（国发〔2019〕13 号），贯穿始终的指导思想是"预防是最有效最经济的健康策略"，并从干预健康影响因素、维护全生命周期健康和防控重大疾病等三方面提出了实施 15 项专项行动。国家层面又成立健康中国行动推进委员会，制定印发《健康中国行动（2019—2030 年）》（以下简称《健康中国行动》）对 15 项行动进行细化，制定了行动目标和行动措施，加强组织实施和考核。

《健康中国行动》给出的背景数据是"全国现有高血压患者 2.7 亿、脑卒中患者 1300 万、冠心病患者 1100 万；糖尿病患者 9700 万；慢阻肺患者近 1 亿；每年新发癌症 380 万，总体癌症发病率平均每年上升 3.9%。"心脑血管疾病、癌症、慢性呼吸系统疾病、糖尿病四类慢性病严重危害人民健康，其所导致的死亡人数约占总死亡人数的 88%，所致的疾病负担占疾病总负担的 70% 以上。

随着社会经济发展和生活方式的变化，这些慢性疾病的发病率逐年递增，而致死、致残给家庭和社会造成了沉重的负担。因此，应提高居民健康知识的知晓率，改变不健康的生活方式，减少或延缓疾病的发生，实现《健康中国行动》制定的"到 2030 年，全国居民健康素养水平不低于 30%，其中基本知识和理念素养水平、健康生活方式与行为素养水平、基本技能素养水平提高到 45%、25%、30% 及以上，居民基本医疗素养、慢性病防治素养水平提高到 28%、30% 及以上"

的目标。"健康知识普及专项行动"的实施则是达成目标实现的基本要素。

为帮助广大人民群众和基层医务人员更好地了解、掌握慢性呼吸系统疾病,尤其是慢阻肺的防控知识,促进"健康知识普及行动""慢性呼吸系统疾病防治行动""控烟行动"的推进,在"健康中国系列丛书"《糖尿病知识问答》《高血压知识问答》出版后,我们编写完成了《慢性呼吸系统疾病知识问答》。

《慢性呼吸系统疾病知识问答》全书分为基础篇、慢性阻塞性肺疾病、慢性阻塞性肺疾病的并发症及合并症、其他慢性呼吸系统疾病以及中医药篇,以问答的形式对慢性呼吸系统疾病基本知识、治疗方法、并发症、合并症防治、健康教育与管理、吸烟等危险因素的控制以及中医药的作用等方面提出了722个问题,并做出了简明扼要的回答。

本书内容丰富,文字简练,通俗易懂,既便于大众阅读参考,又适合于基层医务人员学习掌握,具有很强的实用性、可读性,希望通过系列丛书的出版发行为健康中国做出贡献。

感谢各位同道在编写过程中的辛勤付出,在此对参与编写的专家和参考文献作者等一并致谢。感谢全国知名医学、法学专家、中国工程院院士、博士生导师丛斌教授为本书作序。

因编者水平所限,本书难免有不妥或疏漏之处,望读者和同道批评指正。

编 者

2023 年 12 月 10 日

# 目录

第一章

# 基础篇

## 第一节　呼吸系统概论

### 一、呼吸系统的构成和功能

◈ **1. 呼吸系统是怎样构成的?**

呼吸系统是人体的一个重要系统,是与外界空气进行气体交换的一系列器官的总称。呼吸系统主要由呼吸道和肺组成。呼吸道包括鼻、咽、喉、气管及支气管等,其中鼻、咽、喉被称为上呼吸道,气管和各级支气管被称为下呼吸道。肺由肺实质和肺间质组成,前者包括支气管树和肺泡,后者包括结缔组织、血管、淋巴管、淋巴结和神经等。

◈ **2. 呼吸系统的功能是什么?**

呼吸系统的主要功能是吸入氧气和排出二氧化碳。它通过吸入空气中的氧气,并将其输送到身体的各个部位,同时将身体代谢产生的二氧化碳排出体外,维持身体的正常生理功能。呼吸系统还具有防御功能,可以过滤和清除吸入空气中的有害物质,保护身体免受外界环境的损害。此外,呼吸系统还参与身体的代谢过程,为身体的各种活动提供能量和营养物质。

### 二、呼吸系统各器官的功能

◈ **3. 鼻的功能是什么?**

鼻作为呼吸道的入口,可以过滤和清洁吸入的空气,使其变得适宜呼吸。鼻还具有调节吸入空气温度和湿度的功能,使其与人体正常生理需求保持一致。此外,鼻黏膜可以通过分泌黏液和水分来湿润和加温吸入的空气,还可吸附和抵抗呼吸道中的病原体。鼻还参与嗅觉的感知和调节,是人体与外部环境交互的重要器官之一。

### 🏵 4. 咽的功能是什么?

咽在人体呼吸系统中占据重要地位,连接鼻腔、口腔和喉部,有多种生理功能。首先,在呼吸过程中,咽部能够适度加湿和过滤空气,确保吸入的空气更纯净舒适。其次,咽有防御功能,可保护呼吸系统免受病菌侵袭。此外,咽在吞咽过程中也扮演重要角色,确保食物顺利进入食管。咽还能够参与发声及嗅觉等生理功能。

### 🏵 5. 喉的功能是什么?

喉在呼吸系统中的主要作用是气体交换的通道。它能够使气流顺畅地进出肺,同时通过声带产生声音。喉还具有保护性反射功能,能够防止误吸和窒息。此外,喉底环状软骨血供较少,是紧急气管穿刺的部位,在严重喉痉挛、水肿或痰堵窒息等紧急情况下,可直接在此处穿刺或置管,以利于通气排痰。

### 🏵 6. 气管、支气管的功能是什么?

气管是呼吸系统的主要组成部分之一,它从喉部开始,向下延伸至气管支,最终分支为左右两个支气管进入肺部。支气管则是在肺部内进一步分支的细长管道,它们为肺部提供氧气和二氧化碳的交换。同时气管与支气管黏膜中有腺体,能分泌含多种免疫球蛋白(抗体)的黏液,可以清除呼吸道中的异物和分泌物。气管与支气管黏膜上皮细胞的表面还长有纤毛,这些纤毛会不断地向喉部方向摆动,将黏附着灰尘等物质的黏液向上移动,最终形成痰液排出体外。

### 🏵 7. 呼吸性细支气管的功能是什么?

在呼吸系统中,呼吸性细支气管的主要作用是作为呼吸通道的一部分,为肺部提供氧气和排出二氧化碳。呼吸性细支气管管壁上有大量的肺泡,这些肺泡作为气体交换的场所,使氧气和二氧化碳得以在血液和肺泡之间进行交换。通过呼吸性细支气管的收缩和扩张,得以调节呼吸速率和潮气量,进而影响气体交换的效率和呼吸系统的功能。此外,呼吸性细支气管还对肺起到支撑和保护作用,并能够清除呼吸道中的异物和病原体,以保护呼吸系统的健康。

### 🏵 8. 肺泡的功能是什么？

肺泡是气体交换的关键部位，同时也是肺的功能单位，其主要作用是实现气体交换。在人体呼吸过程中，肺泡与外界环境进行气体交换，将吸入的氧气传送至血液中，并将二氧化碳从血液中经肺泡排出体外。这一过程是通过肺泡与毛细血管之间的气体交换实现的。肺泡的这种功能使得人体得以在呼吸过程中获取所需的氧气并排出二氧化碳，从而维持身体正常的代谢活动。

### 🏵 9. 肺实质和肺间质的功能是什么？

肺实质和肺间质在呼吸系统中非常重要。肺实质是呼吸系统的主要功能单元，作用是吸入氧气、排出二氧化碳，维持呼吸道黏膜完整性。肺间质的作用是支持、连接肺实质，参与呼吸和气体交换调节，储存和释放活性物质，是肺部血管和淋巴管的通路。肺实质和肺间质协同作用，完成呼吸、气体交换、呼吸道保护及免疫调节，维持人体正常呼吸生理功能。

### 🏵 10. 胸膜腔的功能是什么？

胸膜腔是一个潜在的、密闭的负压腔隙，位于肺和胸壁之间，能够使肺部充分扩张，从而确保气体在肺部充分交换。此外，胸膜腔还能够润滑胸壁，使其在呼吸过程中自由滑动，以维持正常的呼吸功能。

## 第二节　慢性呼吸系统疾病的概念和流行病学

### 一、慢性呼吸系统疾病的概念

### 🏵 11. 什么是慢性呼吸系统疾病？

慢性呼吸系统疾病是一类以持续或反复发作的呼吸系统异常为特征的疾病，通常包括慢性支气管炎、支气管哮喘、慢性阻塞性肺疾病、支气管扩张、间质性肺疾病等。这些疾病通常会影响患者的呼吸功能，导致呼吸困难、咳嗽、咳痰等症状，且病程较长，需要长期治疗和管理。慢性呼吸系统疾病进展的共同结局大多是慢性呼吸衰竭。

### ❖ 12. 慢性呼吸系统疾病有哪些特点？

慢性呼吸系统疾病是一种病程长、易反复发作的疾病，症状隐匿，可能引发多种并发症，需要长期治疗和管理。患者需要积极调整生活方式和应对症状，并接受专业护理和照顾。治疗慢性呼吸系统疾病需要患者和医生密切合作，通过合理的治疗和管理来控制病情，提高患者的生活质量。

## 二、慢性呼吸系统疾病的流行病学

### ❖ 13. 慢性呼吸系统疾病的患病率如何？

2017 年，全球估计有 5.449 亿人患有慢性呼吸系统疾病，比 1990 年的 3.897 亿增加了 39.8%。2017 年全球慢性呼吸系统疾病的患病率约为 7.1%。1990 年，慢性呼吸系统疾病的年龄标化患病率为 8157.75/10 万，2017 年为 6991.55/10 万，下降了 14.3%。慢性阻塞性肺疾病（chronic obstructive pulmonary disease，COPD）在中欧、东欧及中亚地区的患病率最高，为 6.1%。哮喘在 5～9 岁男孩和女孩中患病率最高，之后男孩的患病率下降，女孩的患病率上升。从成年开始到老年，COPD 的患病率随着年龄增长而不断升高。

### ❖ 14. 我国慢性呼吸系统疾病的患病趋势是怎样的？

1990～2016 年，中国慢性呼吸系统疾病（不含肺癌和结核）的患病人数和患病率均呈现上升趋势，患病人数从 6956.33 万增至 9365.50 万，增长 34.63%，患病率从 6.12% 上升至 6.85%，经年龄标化后的患病率有所下降。中国慢性呼吸系统疾病患病率在 45 岁之前处于较低水平，45 岁之后开始升高，各年龄段男性患病率高于女性。其中，90～94 岁男性患病率为 43.40%，女性患病率为 20.67%，男性是女性的 2.1 倍。

### ❖ 15. 慢性呼吸系统疾病的影响因素有哪些？

吸烟是慢性呼吸系统疾病发病的首要因素，吸烟时间和吸烟量的增加都会提高患病率。细菌和病毒感染也是重要诱因，它们常在气候变化较大的季节导致感冒，使呼吸道反复病毒感染和继发性细菌感染。此外，大气污染和室内外刺激性烟雾会损害支气管黏膜，降低呼吸系统的防御功能，为病原体侵入创造条件。由于老年人免疫功能低下，肺部感染成为其致死的主要原因。因此，减少吸烟和提高免疫力是预防慢性呼吸系统疾病的关键。

### ❀ 16. 哪些人群容易患慢性呼吸系统疾病？

（1）长期吸烟者。

（2）反复咳嗽、感染者。

（3）长期在有空气污染的室内生活者，如农村地区烧柴火，室内有烟雾。

（4）工作环境中有粉尘、毒气者。

（5）免疫力低下者、老年人及早产儿等。

## 第三节　慢性呼吸系统疾病的检查方法

### 一、肺功能检查

### ❀ 17. 什么是肺功能检查？

肺功能检查是一项医学检查方式，旨在评估肺部健康状况。该检查通过测量呼吸时气流的速度和容量，以确定肺功能是否正常。此外，肺功能检查还能够帮助诊断呼吸道是否存在阻塞或限制，对于诊断和治疗多种呼吸系统疾病，如哮喘、慢性阻塞性肺疾病（简称慢阻肺）、肺气肿和支气管炎等具有重要意义。

### ❀ 18. 为什么要做肺功能检查？

肺功能检查对评估呼吸系统健康状况至关重要，可识别早期肺部病变，评估药物疗效，鉴别呼吸困难的原因，评估手术耐受力，预测并发症的风险。此外，肺功能检查还能评估健康状况、劳动强度及耐受力。因此，肺功能检查对维护呼吸系统健康，治疗呼吸系统疾病，评估健康状况及劳动力至关重要。

### ❀ 19. 肺功能检查都查些什么？

肺功能检查主要包括对受试者进行呼吸系统方面的物理检查和功能评估。这些检查和评估包括测定肺活量、通气功能、换气功能、呼吸肌力量以及呼吸道通畅程度等指标。这些检查可以帮助医生评估患者是否存在呼吸系统疾病及其严重程度，以便进行合理的诊断和治疗。

## 20. 如何做肺功能检查？

肺功能检查主要涉及呼吸测试，患者须按医生指导正确使用肺功能测试仪器。测试前，医生需检查患者的呼吸状况，患者须提供年龄、性别、吸烟史等信息以评估呼吸功能。测试过程中，患者须尽力深呼吸，重复多次以获取准确结果。测试后，医生分析测试结果，为患者制订治疗方案。肺功能检查对评估患者呼吸功能非常重要。检查时应按医生指导操作，并尽量配合。

## 21. 做肺功能检查前需要注意什么？

做肺功能检查前需要注意以下几点：不需要空腹，但要避免吸烟、饮咖啡、浓茶及进食过饱；检查前应避免剧烈运动，建议静坐 15 分钟再进行检查；在检查前 1～3 天停用感冒药、止咳药、平喘药等；受检者需详细告知医生病史、基本信息，遵守衣着要求，并提前进行吹气练习。

## 22. 肺功能检查的不良反应有哪些？

肺功能检查一般是安全的，但有些项目偶尔会引起一些不适，如咳嗽、胸闷、气急、喘鸣、心悸、轻微手颤、咽痛、头晕、头痛、面红等，一般可经药物治疗或休息后自行缓解。患者应正确配合检查，尽量避免不适。如果测试使呼吸变得困难，可能导致喘息和胸闷，尤其是慢阻肺患者常见此种情况。如果测试结果异常，可能需要进一步检查。

## 23. 哪些人需要做肺功能检查？

对于 40 岁及以上，吸烟，有相关家族遗传，有慢性呼吸系统疾病（慢性咳嗽、咳痰、呼吸困难等呼吸道症状，支气管哮喘、过敏性鼻炎、慢性支气管炎、肺气肿、慢阻肺等），暴露于有害物质的人群，肺功能检查是必要的。这些人应定期进行检查，评估肺功能，以早期发现潜在健康问题。

## 24. 哪些人不宜做肺功能检查？

以下情况禁止做肺功能检查：心肌梗死、休克；近期心功能不稳定、心绞痛；近 4 周内有脑血管意外；近 4 周内咯血严重；癫痫患者需药物治疗；未控制的高血压，收缩压≥200mmHg或舒张压≥100mmHg；心动过缓、严重心律失常；主动脉瘤；甲状腺功能亢进；意识障碍或智力障碍，无法理解和主动配合检查。

## 二、支气管镜检查

### ❈ 25. 什么是支气管镜检查？

支气管镜检查是一种通过光学原理，使用内镜对气道内部进行观察和诊断的医学检查技术。该技术可用于对各种呼吸系统疾病的病因、病变范围、病理改变及治疗方法的评估和判断。在进行支气管镜检查术时，医生会将一根柔软且可弯曲的支气管镜通过患者的口或鼻孔插入到气道中，并在电视屏幕或内镜下观察气道内部的情况。该技术对呼吸系统疾病的诊断和治疗具有重要意义。

### ❈ 26. 为什么要做支气管镜检查？

支气管镜检查是一种重要的诊断手段，对于呼吸道疾病如肺炎、间质性肺疾病、肺癌等诊断和治疗具有重要意义。它可以帮助医生直接观察病变部位，获取病变组织样本进行病理检查，从而确定病变的性质和病因。此外，支气管镜检查还可以评估病情的严重程度和范围，指导治疗并预防并发症的发生。

### ❈ 27. 哪些患者需要做支气管镜检查？

（1）疑诊气管、支气管、肺肿瘤或病变需病理分型或分期。

（2）持续1周以上不明原因咯血；不明原因感染，治疗效果不佳，病变持续或吸收缓慢。

（3）难以解释的咳嗽、病情进展或治疗效果欠佳，疑诊气管肿瘤、异物或其他病变。

（4）不明原因喘鸣、喘息，需排除大气道狭窄或梗阻。

（5）原因不明的弥漫性肺实质疾病。

（6）可疑气道狭窄。

（7）单侧肺、肺叶或肺段不张。

（8）外伤后疑气道损伤；各种气管、支气管瘘。

（9）怀疑气道异物。

（10）不明原因纵隔淋巴结肿大或肿物。

## ❀ 28. 哪些患者不适合做支气管镜检查？

5 类患者不适合做支气管镜检查。

（1）急性心肌梗死后 4 周内。

（2）活动性大咯血。

（3）血小板 $< 20 \times 10^9/L$。

（4）妊娠期。

（5）存在恶性心律失常、不稳定型心绞痛、严重心肺功能不全、高血压危象、严重肺动脉高压、颅内高压、急性脑血管事件、主动脉夹层、主动脉瘤、严重精神疾病及全身极度衰竭等。

## ❀ 29. 支气管镜检查的不良反应有哪些？

（1）麻醉药物过敏：表现为胸闷、气短、呼吸困难等。

（2）出血：特别是活检时更易发生。

（3）低氧血症：可引发心、脑血管并发症。

（4）发热感染：尤其高龄或慢性阻塞性肺疾病患者更易发生。

（5）心脏并发症：心律失常发生率较高，包括窦性心动过速、窦性心动过缓等。

（6）喉头水肿及支气管痉挛：可能与局部麻醉不充分、手法粗鲁或精神紧张有关。

## ❀ 30. 支气管镜检查前的注意事项有哪些？

（1）做心电图、凝血功能等检查，停用抗凝药物等，避免食用油腻、辛辣食物，保证休息。

（2）检查 6 小时前禁食，2 小时前禁水。

（3）检查前须告知医生健康状况，并签署知情同意书。

## ❀ 31. 支气管镜检查后的注意事项有哪些？

在接受支气管镜检查后，患者需遵循禁食水的要求，以避免误吸引起呛咳，进而引发阻塞性肺炎。术后患者应严格采取患侧卧位休息，避免剧烈活动。观察患者在检查后有无以下症状，如胸闷、胸痛、咳嗽、咯血等，出现时应及时与主管医生联系。观察 2 小时后无异常，可正常活动。

## 三、峰流速监测

### ❖ 32. 什么是峰流速仪？

峰流速仪是一种用于测量呼吸过程中的峰流速的仪器。峰流速是指每秒钟内呼出的气体最多的流量，而峰流速仪则是一种用于测量这一指标的仪器。在医学领域，峰流速仪常被用于评估呼吸系统的功能状态，尤其是对于哮喘、慢阻肺等呼吸系统疾病患者的诊断和治疗具有重要意义。

### ❖ 33. 为什么需要使用峰流速仪？

峰流速仪是一种用于哮喘患者、慢性支气管疾病患者自我监测的工具，可以作为早期警报系统，帮助患者尽早发现哮喘恶化的迹象，预防发作。峰流速仪通过连续记录每日呼气流量峰值的变化，可以反映病情的波动，为医生用药、分析病情提供客观指标。

### ❖ 34. 使用峰流速仪应该注意什么？

在使用前，需要检查仪器是否合格，如果游标移动不灵活或随意飘移，则该仪器不合格，应当弃用。使用前需确保游标上的"箭头"处在"零位"处。患者手持峰流量计，注意手指不要阻挡游标移动。使用时建议患者采用站立位或坐位，并注意保持仪器水平位。在吸气时，需最大程度深吸气至肺总量位；在吹气时，嘴唇包紧咬口（避免漏气），舌头不要堵住咬嘴，呼气过程需用力快速吹气，吹气后手持峰流量计记下测试值。如果连续 3 次检测值之间差异 > 5%，取最高值记为呼气流量峰值（PEF），记录在峰流速值记录表上。如 3 次实测值之间差异过大，需要重新测量。

## 四、睡眠监测

### ❖ 35. 什么是睡眠监测？

睡眠监测是指通过对个体在睡眠过程中的生理和行为变化进行监测和评估，以了解睡眠质量和睡眠障碍的类型、程度及对个人健康的影响。睡眠监测可以提供关于睡眠的一系列重要信息，包括睡眠的深度、睡眠时间和质量、呼吸情况、心率和血压变化等，从而帮助医生对个体的睡眠问题进行准确的诊断和治疗。

## 36. 为什么要做睡眠监测?

睡眠监测在评估睡眠质量,诊断睡眠障碍,了解睡眠与健康的关系,评估治疗效果和推动研究等方面有重要意义。它能准确记录和分析生理指标,提供睡眠深度、快速眼动(REM)睡眠比例和睡眠周期等关键信息。此外,睡眠监测还能为预防和治疗疾病提供参考。对于已接受治疗的患者,能评估其治疗效果。同时,睡眠监测也为研究和科研领域提供了宝贵的数据支持。

## 37. 哪些人需要睡眠监测?

睡眠监测主要针对睡眠障碍患者和睡眠质量不佳的人群,包括失眠症患者、阻塞性睡眠呼吸暂停低通气综合征(OSAHS,俗称打鼾)患者、周期性肢体运动障碍综合征患者等。通过睡眠监测,可以了解患者的睡眠时长、睡眠效率、睡眠结构、睡眠质量等指标,为制订个性化治疗方案提供依据。同时,对于肥胖人群、孕妇、老年人等需要更加关注睡眠状况的人群,定期进行睡眠监测也是有必要的。通过睡眠监测,可及时发现和改善潜在的睡眠问题,提升睡眠质量,保护健康。

## 38. 睡眠监测时应该注意什么?

做睡眠监测前应避免摄入酒精、咖啡、茶,停止使用影响睡眠的药物,白天保持清醒;监测前洗澡更衣,男子剃须,女子卸妆和美甲,勿佩戴首饰;监测时穿宽松睡衣,确保电极贴合准确,当晚避免服药、剧烈运动、情绪激动等;监测期间,关闭手机及其他电子产品,确保监测准确性;患呼吸道疾病者,暂推迟监测。

# 五、呼出气一氧化氮检查

## 39. 什么是呼出气一氧化氮检查?

呼出气一氧化氮检查(FeNO检测)是一种无创检查方法,用于测量人体呼出气中的一氧化氮(NO)的浓度。一氧化氮是无色高脂溶性的小分子气体,是人体内最重要的内源性调节分子之一,起着信使的作用。人体一氧化氮产生的主要部位在呼吸道。当气道发生炎症时,呼出气一氧化氮的水平可能会增高，因此可以通过监测呼出气一氧化氮的水平来监测气道炎症水平，评估治疗效果，有助于明确咳嗽的病因，指导正确用药。

### ❀ 40. 为什么要做呼出气一氧化氮检查？

一氧化氮水平与某些呼吸系统疾病密切相关。患过敏性疾病时，呼出气体中一氧化氮浓度升高，正常人应在25ppb［十亿比浓度（十亿分之一）］以下；若超过阈值，尤其是超过50ppb，提示可能患有哮喘；鼻炎可能导致一氧化氮浓度增高；部分肺部疾病，如嗜酸性粒细胞增多，亦可能引起一氧化氮浓度增高。但哮喘或过敏性鼻炎患者并不都会高浓度呼出一氧化氮。呼出气一氧化氮检测与炎症细胞水平呈正相关，可通过其区分气道炎症类型，评估炎症水平，了解激素治疗反应及哮喘控制情况，预测哮喘急性发作等。

### ❀ 41. 哪些人需要做呼出气一氧化氮检查？

慢性咳嗽、支气管哮喘、慢性阻塞性肺疾病、气道嗜酸性炎症、过敏性鼻炎患者应进行呼出气一氧化氮检查。该检查有助于鉴别诊断哮喘和非哮喘性咳嗽，评估哮喘患者病情的严重性和治疗效果，监测吸入性激素治疗反应，调整指导治疗方案，便于快速调整药物治疗，帮助诊断鼻部过敏性鼻炎、鼻窦炎或鼻息肉等鼻部疾病。

### ❀ 42. 呼出气一氧化氮检查时应该注意什么？

检查前至少空腹3小时，避免食物残渣对测定的干扰。检查前1小时应避免剧烈运动，禁止主动和被动吸烟，禁止饮酒，以及饮用咖啡、茶等刺激性饮料，以免影响检查结果。检查前刷牙并清洁口腔，以减少口腔细菌对测定结果的影响。在吹气过程中，患者需要按照指示正确操作，避免误差。在检查过程中，患者需要听从医生的建议和指导，规范操作流程。

## 第四节　慢性呼吸系统疾病的治疗

### 一、氧气吸入治疗

### ❀ 43. 什么是氧气吸入治疗？

氧气吸入治疗是让患者吸入一种比空气氧气含量更高的气体，使血液中氧气的含量增加，提高血液中氧气饱和度。这种治疗可纠正因各种原因导致的缺氧，让身体能够更好地进行新陈代谢，维持正常的生命活动。

## ✿ 44. 常用的氧气吸入治疗方式有哪些？

（1）鼻导管给氧：是最简单常见的给氧方式，就是将一根鼻导管放到鼻子里，通过它给身体送入氧气。

（2）面罩给氧：分为普通面罩吸氧、储氧面罩吸氧及文丘里面罩吸氧。

（3）经鼻高流量给氧：通过一个专门的装置产生加温加湿的高速氧气流，从而提供高流量的氧气。

（4）无（有）创呼吸机通气给氧：用特制的呼吸机，让氧气通过呼吸机直接进入肺部。

（5）空氧混合器给氧：根据患者的病情需要，将氧气和空气混合后获得不同浓度的氧气让其吸入，以达到最佳的治疗效果。

以上 5 种给氧方式可以根据患者的具体情况和医生的建议来选择，以达到最好的治疗效果。

## ✿ 45. 哪些患者需要氧气吸入治疗？

（1）患有气道阻塞性疾病，如哮喘、慢阻肺、肺心病、肺气肿。

（2）患有肺部感染性疾病，如肺炎、支气管炎、肺结核、肺间质纤维化等。

（3）建立人工气道的患者。

（4）鼻咽喉部疾病患者。

（5）准备做肺功能、支气管镜检查之前。

简单来说，存在呼吸困难、肺部疾病的人，均可能需要吸氧来帮助呼吸。

## ✿ 46. 氧气吸入治疗有什么不良反应？

吸入氧气浓度过高，或者吸氧时间过长（吸氧浓度 ≥ 60%，持续时间 ≥ 24 小时；或吸氧浓度 100%，持续时间 ≥ 6 小时），会导致氧中毒，对全身的器官造成一定损害。临床常表现为胸骨后灼热感或疼痛、呼吸加快、恶心呕吐等。严重者可出现烦躁不安、咳嗽不止，甚至进行性呼吸困难。

## 二、雾化吸入治疗

### 47. 什么是雾化吸入治疗？

雾化吸入治疗是指通过将药物溶液或干粉制剂转化为悬浮在气体中的微小液滴或颗粒，然后通过吸入装置将之送入呼吸道或肺部，以达到局部或全身治疗目的的一种方法。

### 48. 为什么选择雾化吸入治疗？

雾化吸入治疗特别适合呼吸系统疾病，这种治疗方式起效快且效果显著。它的特点是可以让药物直接到达患病部位，使药物在局部发挥最大的作用，而且需要的药物剂量比较小，避免或减少了对全身的影响及副作用。

### 49. 哪些情况下选择雾化吸入治疗？

（1）呼吸系统慢性病，如慢性阻塞性肺疾病、哮喘等。

（2）激素敏感的咳嗽，如咳嗽变异性哮喘、慢性嗜酸性粒细胞性支气管炎。

（3）咽喉部因过敏或是气管插管所致水肿。

（4）各种原因导致的痰液黏稠，如肺结核、肺炎及支气管扩张等。

（5）儿科相关呼吸系统疾病，如哮喘急性发作期或非急性发作期、婴幼儿喘息急性期或缓解期、肺炎支原体肺炎等。

### 50. 如何进行雾化吸入治疗？

雾化吸入治疗前清洁面部，不要涂抹油性面霜；清除口腔分泌物及食物残渣。雾化时建议患者在安静状态下进行慢而深的呼吸，使药液雾粒充分达到支气管和肺内；吸入药液的浓度不宜过大，吸入速度由慢到快，雾化量由小到大，逐渐适应，雾化时间不宜过长，以 5 ～ 10 分钟为宜，时间太长会导致患者出现口腔和面部不适感。

### 51. 雾化吸入治疗需要注意什么？

条件允许时建议使用口含式雾化器，如果使用面罩进行雾化吸入，需确保其密闭性。使用面罩吸入治疗结束后，要及时清洗面部，将面部的药物清洗干净。雾化吸入结束之后，还要及时漱口，减少药物在口腔内的沉积。

## ❖ 52. 常用雾化吸入装置有哪几种？

雾化吸入装置主要有 3 种类型。

（1）喷射雾化器：可以有效将药物或生理盐水等液体以微小液滴的形式喷射到患者的呼吸道或口腔内，简单又耐用，缺点是声音较大。

（2）超声雾化器：释雾量大且没有噪声，但可能会吸入过多水分，容易导致药物变性或者影响水溶性不同的混悬液浓度。

（3）振动筛孔雾化器：这种雾化器结合了超声雾化的特点，使用振动和挤压技术让药液通过固定直径的小筛孔，形成无数细小颗粒释出，但其能够选择的设备种类比较少，且耐久性还未得到充分的评估。

# 三、沙丁胺醇气雾剂

## ❖ 53. 什么是沙丁胺醇气雾剂？

沙丁胺醇气雾剂是一种支气管扩张剂，它是在哮喘和慢性阻塞性肺疾病急性发作时用于急救的药物。沙丁胺醇气雾剂的装置是一种吸入器，可将药物直接送至肺部，快速缓解哮喘症状和改善肺功能。

## ❖ 54. 哪些人需要使用沙丁胺醇气雾剂？

沙丁胺醇气雾剂用于治疗和预防支气管哮喘发作，可缓解急性症状和预防发作，不用于治疗持续性哮喘，长期使用可能导致药物耐受性增加，临床用药需遵循医生指导。适用人群包括支气管哮喘、慢性阻塞性肺疾病及慢性支气管炎患者，运动诱发哮喘患者。

## ❖ 55. 如何正确使用沙丁胺醇气雾剂？

沙丁胺醇气雾剂使用步骤：摇动药瓶，打开药瓶喷药，关闭药瓶。使用间隔不少于 4 小时，只能口腔喷雾，避免喷入眼耳。沙丁胺醇气雾剂要在避光、阴凉干燥处、密封保存。气雾剂装置为压力装置，需避免受冻、受热、撞击或在瓶上戳刺。不要随意增加药物剂量或使用次数。糖尿病患者在使用期间应密切监测血糖。定期将药瓶拔出后用温水彻底清洗吸入器并晾干。

# 四、家庭氧疗

## 56. 什么是家庭氧疗？

家庭氧疗是处于病情缓解期的患者在家庭环境中使用供氧装置进行长期吸氧治疗，通过吸入一定量的氧气，增加血液中氧含量，改善组织供氧，以达到减轻缺氧和呼吸困难的症状、减少并发症、缩短住院时间、延长生命等目的的治疗方法。

## 57. 为什么要选择家庭氧疗？

采取家庭氧疗是一种非常必要的医疗措施，能够有效地提高患者的生活质量和生存率。在医疗领域，家庭氧疗被认为是一种标准化的治疗方式，可以改善慢性呼吸衰竭患者的健康状况。此外，家庭氧疗还可以降低患者的住院率，从而减轻社会经济负担。

## 58. 哪些人需要家庭氧疗？

（1）慢性肺部疾病，如慢阻肺、肺间质疾病、肺囊性纤维化、肺动脉高压等的患者。

（2）慢性心力衰竭患者，特别是进展期或终末期的心力衰竭人群。

（3）神经肌肉或者胸壁疾病的患者。

（4）严重的呼吸困难，药物或者其他方法治疗无效的患者。

（5）睡眠呼吸暂停或者低通气综合征患者。

（6）不吸氧状态下血氧饱和度低于88%，或者动脉血氧分压低于55mmHg者。

以上人群须家庭氧疗，具体情况需咨询医生。

## 59. 家庭氧疗有哪些方式？

（1）长期氧疗：适合患有慢性心肺疾病，血氧饱和度较低的患者。

（2）夜间氧疗：适合在睡觉时会出现低氧血症的患者。

（3）姑息氧疗：适合病情已达终末期的心肺疾病和晚期癌症患者。

（4）短脉冲氧疗：适合手术前需进行准备的患者，或突发呼吸系统疾病或心血管疾病的患者。

（5）移动氧疗：适合在运动或者做日常活动时会出现低氧血症的患者，

此方式应用便携式氧气装置，以便患者随时吸氧。

## 60. 如何安全进行家庭氧疗？

要做到四个防范：防震、防火、防热、防油。搬动氧气瓶时不要让其倒下或受到撞击；存放氧气瓶时要选择阴凉地方，周围不要有烟火和易燃的东西，至少离明火 5m 距离，离暖气大于 1m，防止引起燃烧。另外，要远离含有酒精的物品，如发胶和空气清新剂等；氧气表和螺口均不能上油，手上有油的时候不要去装卸。最后，使用氧气装置时，要先调好氧流量，停用时先把鼻导管拔出来，再关氧气。

# 五、无创正压通气

## 61. 什么是无创正压通气？

无创正压通气是指不需建立人工气道（气管插管或气管切开），而是通过鼻面罩将呼吸机与患者相连接，由呼吸机提供正压支持而完成通气辅助的人工通气方式。

## 62. 为什么要无创正压通气？

无创正压通气可帮助非常多的慢性呼吸疾病患者改善病情。急性加重期可以避免插管，减轻症状，改善通气和换气，减少正压通气带来的不适，减少有创正压通气的时间及并发症的发生，缩短住院时间，降低医疗费用；慢性缓解期可以减轻或改善症状、减少急性发作次数，提高生活质量和存活率。

## 63. 哪些人需要使用无创正压通气？

患有呼吸系统疾病、神经肌肉疾病，手术后需辅助通气，存在呼吸衰竭，处于肺炎急性期，以及对传统通气方式有顾虑或出现并发症时需要使用无创正压通气。然而，无创通气并不能完全替代传统通气，需根据患者具体情况与医生建议进行使用。

## 64. 如何正确使用无创正压通气？

（1）呼吸机放置在床头略低于头部的水平。

（2）湿化器储水盒中的纯净水不要超过最高水位标记。

（3）开启电源。

（4）调整延迟升压时间和加温湿化挡位，核对压力设置参数。

（5）人机连接界面的佩戴应松紧适度，可以转动头部，看是否舒适和密封。

（6）分别在仰卧、左侧卧、右侧卧不同体位下调整管路，防止睡眠中翻身活动时压住管路。头部周围管路不要过长，太长有时会缠绕头颈。

（7）断开管路连接时应握住管路的硬橡胶端，不要用力拽管体。

（8）按动开关键启动呼吸机。

（9）停止治疗时要先关闭开关键，再摘除人机连接界面。

## 65. 哪些人不宜使用无创正压通气？

（1）心跳停止者。

（2）自主呼吸微弱或停止者。

（3）误吸风险高者，如昏迷、呕吐、气道分泌物多且排出困难等。

（4）无法应用面罩者，如面部创伤、烧伤或畸形。

（5）无法配合者。

（6）肠梗阻、消化道手术后的患者，谨慎应用并严密观察。

（7）合并严重肺外脏器功能不全，如消化道大出血、血流动力学难以维持者。

## 66. 如何评价治疗效果？

患者神志清醒，配合治疗，人机配合良好；从气道保护方面，患者呼吸时漏气较少，痰液分泌减少，自主咳嗽和咳痰能力较强；从疾病严重程度方面，如起始治疗时二氧化碳分压较高，pH 和氧分压较低，在接受无创正压通气治疗后的 1～2 小时后，pH 和氧分压升高，二氧化碳分压和呼吸频率降低，说明治疗有效。

# 六、家用无创正压通气

## 67. 什么是家用无创正压通气？

随着对睡眠呼吸疾病和慢性阻塞性肺疾病的认识及诊疗技术的发展，无创通气正逐渐从医院走向家庭并发挥着极大效能，成为改善患者生活质量和远期预后的重要保障。家用无创呼吸机使用条件相对简单，可以视作医用呼吸机的简化普及版。目前许多睡眠呼吸疾病和慢性阻塞性肺疾病患者在家庭使用无创通气进行治疗并得到获益。

### ❀ 68. 为什么要居家进行无创正压通气？

对于慢性阻塞性肺疾病患者，出院后常用药物和家庭氧疗可能无法有效控制病情。研究表明，家庭无创通气可改善因慢性阻塞性肺疾病急性加重导致的急性呼吸衰竭患者的状况，避免插管，减轻症状，改善通气和换气，减少不适，减少有创通气时间和并发症，减少住院次数，降低医疗费用。家用无创通气还能让慢性阻塞性肺疾病慢性缓解期的患者减轻或改善症状，减少急性发作次数，提高生活质量和存活率。

### ❀ 69. 居家无创正压通气时如何佩戴面罩？

使用家用呼吸机需掌握正确佩戴面罩，确保舒适且不漏气。要点包括：鼻罩放在上唇上面，全脸面罩由上至下扣置；不要过紧，避免局部压迫和皮肤损伤导致漏气；要逐渐升压检查漏气，选择合适的治疗压力；夜间短暂停止使用时可断开连接，尽量不要摘下面罩；发生漏气可在调紧头带、侧带前尝试移动面罩。

### ❀ 70. 家用无创正压通气的头带、侧带及下颌托带如何佩戴？

应选择富有弹性、方便调节、易于佩戴及拆洗的头带和侧带来固定人机连接界面，其附件如尼龙粘扣、拉扣或卡扣等要便捷、牢靠和耐用。头带、侧带并不是越紧绷漏气越小，只要佩戴松紧适度且力量均衡，就不会漏气。有习惯性张口呼吸的患者或压力已经足够但仍张口呼吸时可以使用下颌托带，但其舒适性较差，如果发生托带移位会导致吞气腹胀。

### ❀ 71. 家用无创正压通气呼吸机居家如何维护？

呼吸机应放在干燥通风处，避免阳光直射，以免外壳塑料老化。维护前拔掉电源插头，用湿布条蘸水与温和清洁剂擦拭，勿让机器进水。使用湿化器时用纯净水，避免水垢。加水量勿超过最高水位线，防止进水。不使用时，倒出剩余水，清洗后自然晾干，不可暴晒或烘干。使用过程中不能使用塑料纸等遮盖过滤棉进气口。靠墙放置时要离墙 10cm 以上。过滤棉是耗材，灰色泡沫过滤器可重复使用，每 2 个月清洗一次，每 6 个月更换一次；白色超精密过滤器应一次性使用，每月更换一次。

## 七、有创正压通气

### 72. 什么是有创正压通气？

有创正压通气是通过建立人工气道，使用呼吸机等机械装置来辅助呼吸，以维持正常的氧气供应和二氧化碳排出的方法。它是治疗呼吸系统疾病的重要手段之一，通常需要在医院内的重症监护病房进行，由专业的医护人员进行操作和管理。

### 73. 为什么要使用有创正压通气？

有创正压通气主要用于呼吸功能障碍，自身无法正常呼吸的患者。主要功效如下所述。

（1）纠正酸中毒：改善肺泡通气，改善 $PaCO_2$ 和 pH。

（2）纠正低氧血症：改善通气、提高氧浓度、增加肺容积、减少功耗。

（3）降低功耗缓解疲劳：正压通气减少呼吸肌做功。

（4）防止肺不张：正压通气增加肺容积，预防和治疗肺不张。

（5）正压通气为手术或特殊操作者提供保障。

（6）稳定胸壁：可以机械性扩张胸壁，保证充分通气。

### 74. 什么情况下需要使用有创正压通气？

有创正压通气是用来帮助严重呼吸系统疾病患者或危重患者维持氧合，以及紧急复苏的一种治疗方式。在一些特殊情况下，人的呼吸功能会受到影响。如患有重症肺炎、慢性阻塞性肺疾病（COPD）、急性呼吸窘迫综合征（ARDS）等严重呼吸道疾病，或因为神经系统和肌肉的问题导致呼吸肌无力；某些情况下，身体内的氧气和二氧化碳的交换出现问题，导致低氧血症、高碳酸血症；严重酸中毒，或者突然心搏骤停、意识丧失。这些情况下都需要紧急复苏，也需要用到有创机械通气。具体哪些情况需要使用有创机械通气，还是要根据专业医生的评估来决定。

### 75. 有创正压通气时会有哪些不良事件发生？

应用有创机械通气可能发生多种不良事件。常见的不良事件包括呼吸机相关性肺炎，通常是患者使用呼吸机进行辅助呼吸时细菌进入呼吸道引起的。此外，还可能出现肺损伤，这通常是由于呼吸机过度扩张或收缩引起的。其他一些不良事件包括气压伤和气胸等。因此，在使用有创机械通气时，需要采取有效的预防措施，以降低这些不良事件的发生率。

# 八、胸腔穿刺术

## ✦ 76. 什么是胸腔穿刺术?

胸腔穿刺术，简称胸穿，是指对有胸腔积液（或气胸）的患者，出于诊断和治疗疾病的需要而通过胸腔穿刺抽取积液或气体的一种技术。通过穿刺术，可以抽取胸腔内的积液、气体或注射药物等，以达到缓解症状、控制病情或为进一步诊断提供帮助的目的。

## ✦ 77. 为什么要进行胸腔穿刺术?

胸腔穿刺是一种重要的诊疗手段，其主要作用包括明确病因、帮助治疗和缓解症状。胸腔穿刺可以有效地解除胸腔积液或积气对肺、心脏、大血管的压迫，通过抽取液体或气体使受压症状得到缓解。对于胸腔大量积液、积气的患者，胸腔穿刺可以迅速排出多余的液体和气体，促进肺复张和肺功能恢复，维持患者的生命体征和脏器功能。

## ✦ 78. 什么情况下需要进行胸腔穿刺术?

（1）不确定胸膜腔积液或气体积聚的原因，穿刺可化验寻找病因。

（2）胸膜腔大量积液或气体积聚压迫肺部导致呼吸困难，穿刺可抽出积液或气体减轻肺部压力。

（3）通过向胸膜腔注射药物达到治疗目的，如注射抗肿瘤药物杀死癌细胞或注射促进胸膜粘连药物减少积液产生。

## ✦ 79. 哪些患者不适宜胸腔穿刺术?

体质衰弱、病情危重难以耐受穿刺者；对麻醉药过敏者；凝血功能障碍，严重出血倾向，患者在未纠正前不宜穿刺；有精神疾病或不合作者；疑为胸腔包虫病患者，穿刺可引起感染扩散，不宜穿刺；穿刺部位或附近有感染者。

### ✿ 80. 胸腔穿刺术的注意事项有哪些?

操作前向患者说明目的, 签知情同意书, 对精神紧张者给予镇静镇痛。操作中观察患者反应, 如有胸膜过敏反应或连续咳嗽、气短等症状, 立即停止抽液并对症处理。一次抽液不宜过多、过快, 诊断性抽液 50 ～ 100ml, 减压抽液首次 600ml, 以后每次 1000ml; 脓胸每次尽量抽尽。严格无菌操作, 保持胸膜负压, 避免空气进入胸腔。避免在第 9 肋间以下穿刺, 操作前、后测量生命体征, 操作后嘱患者卧位休息 30 分钟。

## 第五节　吸烟对呼吸系统的危害

## 一、吸烟的危害

### ✿ 81. 烟草燃吸过程中会产生哪些有害物质?

烟草中包含数百种有害物质, 燃烧会产生有害物质, 其中包括至少 69 种致癌物质、多种有害气体、重金属和放射性物质, 如尼古丁、焦油、苯并芘和一氧化碳, 这些有害物质无论是在吸烟过程中还是燃烧过程中都会释放出来, 对人体健康造成危害, 导致多种疾病, 如肺癌、心脏病、脑卒中、呼吸道感染和慢性阻塞性肺疾病。烟草烟雾还可能对环境造成污染, 对被动吸烟者的健康造成潜在危害。

### ✿ 82. 吸烟对个人情绪和形象有哪些影响?

尼古丁等物质可刺激中枢神经系统, 导致吸烟者出现容易激动、焦虑、易怒和紧张等情况。长期吸烟也会导致牙齿黄、牙周炎、皮肤粗糙、干燥等问题, 加速机体衰老, 对个人形象造成一定影响。

### ✿ 83. 吸烟对呼吸系统有什么危害?

吸烟对呼吸系统的影响不容忽视。烟草中的有害物质会直接攻击呼吸道的健康, 降低呼吸道黏膜的抵抗力, 增加呼吸道感染的风险。长期吸烟会导致慢性阻塞性肺疾病（COPD）的发生率增高, 同时吸烟也会导致肺部感染概率增加。吸烟对呼吸道免疫功能有影响, 能够降低人体抵抗力, 使病原体易侵入, 使肺部易受感染。因此, 吸烟会增加罹患呼吸道疾病的风险，对肺部健康有严重危害。

## 84. 吸烟对心血管系统有什么影响？

吸烟对心血管系统有多个负面影响，包括导致血小板功能异常，增加血栓形成风险，导致血管内皮细胞功能紊乱，增加动脉粥样硬化发生风险，升高心率和血压，增加心血管系统负担，使心血管系统更容易发生应激和损伤等。长期吸烟还会导致心室颤动、心房颤动、心动过速等，大大增加心脏病的患病风险。

## 85. 吸烟对神经系统有什么影响？

吸烟会对神经系统产生多种影响，包括导致神经退行性疾病，影响儿童认知能力和学习能力，引起失眠、焦虑和抑郁等精神问题，增加脑卒中和偏瘫的风险。尼古丁刺激会导致大脑兴奋并产生成瘾，保护神经系统健康的最佳方式是戒烟并避免接触二手烟。

## 86. 吸烟对消化系统有什么影响？

吸烟会降低食欲，因为尼古丁会收缩血管，减缓胃肠蠕动。这可能导致腹胀，进一步影响食欲。吸烟还可能引起食管括约肌功能失常，从而降低食管蠕动能力，导致反流性食管炎。香烟中的焦油会导致胃部毛细血管收缩和痉挛，降低胃黏膜的保护能力，使胃部容易受到胃酸侵蚀和幽门螺杆菌入侵。吸烟还会增加胃癌、食管癌等疾病的风险。

## 87. 吸烟对女性生殖健康有什么影响？

吸烟对生育有显著影响。吸烟会降低女性的生育能力，增加不孕、发生异位妊娠（宫外孕）的风险。烟草中的有害物质会破坏卵子的质量和数量，导致受孕难度增加。而女性在妊娠后吸烟，孕妇体内的胎儿容易出现畸形、生长缓慢等状况，会严重影响胎儿正常发育。

## 88. 吸烟对男性生殖健康有什么影响？

对于男性来说，烟草中的有害物质会损害生殖细胞，尼古丁会减少性激素分泌，阻碍精子发育成熟，导致男性阳痿和不育。同时影响男性精子的质量和数量，进一步影响生育能力。

## 二、关于戒烟

### ✥ 89. 戒烟有哪些好处？

戒烟可带来多方面的益处，对身体健康产生积极影响。戒烟可显著降低患肺癌、心脏病和脑卒中等疾病的风险，同时改善呼吸和循环系统功能，提高味觉和嗅觉敏感度，提升整体健康水平。此外，戒烟也有利于社会环境的改善，优化周围环境空气质量，为亲朋好友提供更加健康的生活环境。

### ✥ 90. 戒烟有什么窍门吗？

首先，要有坚定的意志和决心，可以尝试逐渐减少吸烟量，避免立即戒断。若烟龄较长或吸烟量较多，在医生的指导下，可使用一些药物来辅助，这些药物中含有尼古丁，但并不会导致成瘾。其次，可以尝试分散注意力，如改变习惯，在想吸烟时吃水果或嚼口香糖，帮助抵御烟瘾。规律锻炼，增强呼吸系统功能，提高免疫能力。避免喝刺激性饮料，改喝温和性的饮品如牛奶、新鲜果汁等。服用维生素 B 舒缓神经，抑制对尼古丁的渴望。

### ✥ 91. 可以通过药物进行戒烟吗？

戒烟药物可以辅助提高戒烟的成功率，缓解易激惹、抑郁、不安等戒断症状，但不是所有人都需要使用戒烟药物才能成功。目前一线戒烟药物有尼古丁替代治疗药物（贴片、咀嚼胶），如盐酸安非他酮缓释片、酒石酸伐尼克兰，药物的使用需要在医生指导下进行。

# 第二章

# 慢性阻塞性肺疾病

## 第一节　慢性阻塞性肺疾病概论

### 一、慢性阻塞性肺疾病的概念

#### ❀ 92. 什么是慢性阻塞性肺疾病?

慢性阻塞性肺疾病（COPD）简称慢阻肺，是常见的气流受限性可防可治疾病，与气道和肺的慢性炎症反应增强有关，由小气道疾病和肺实质破坏共同引起。根据肺功能检查结果，出现持续气流受限可诊断慢阻肺，仅有慢性支气管炎和（或）肺气肿不能诊断。

#### ❀ 93. 慢阻肺与其他肺部疾病有什么关系?

慢阻肺与许多肺部疾病有一定关联。哮喘和慢阻肺可同时存在，且哮喘可增加慢阻肺发病风险。肺部感染也能导致呼吸道炎症和呼吸道重塑，促进慢阻肺发展。肺结核和间质性肺疾病等也可与慢阻肺同时存在，需通过肺部影像学检查和肺功能检查相鉴别。虽然这些疾病与慢阻肺有一定关联，但它们是独立的疾病实体，具体治疗需要针对每种疾病的特征进行个体化处理。

### 二、慢阻肺的病因和发病机制

#### ❀ 94. 慢阻肺是怎么形成的?

慢阻肺的形成原因包括慢性炎症反应、氧化应激、蛋白酶和抗蛋白酶之间的平衡被打破，以及细支气管周围和肺部间质出现纤维化。在慢阻肺患者体内，肺组织里会出现各种炎症细胞和上皮细胞，这些细胞会释放出多种炎症介质，介导更多的炎症细胞来到肺部，扩大炎症的范围。蛋白酶和抗蛋白酶之间的平衡被打破是慢阻肺形成的重要原因，因其会让弹性蛋白遭到破坏，进而导致肺气肿的出现。

## 95. 慢阻肺的发病情况如何？

2020 年慢阻肺在全球死亡原因中位列第三，在全球疾病负担中排名上升至第五。中国有近 1 亿人患有慢阻肺，20 岁及以上成年人患慢阻肺的比例为 8.6%，40 岁以上更是高达 13.7%。慢阻肺也是造成我国疾病负担的第三大因素，北方寒冷地区和农村及空气污染较严重的地区发病率较高。因此，慢阻肺是一种严重危害人类健康的常见病和多发病。

## 96. 哪些人容易患慢阻肺？

长期吸烟、接触工业粉尘、居住在空气污染严重地区、有呼吸道疾病家族史及年长者都属于慢阻肺的易感人群。香烟、工业粉尘和空气污染物会损伤气道，增加患慢阻肺的风险。

## 97. 慢阻肺与性别有关系吗？

慢阻肺的发病与性别有一定的关系，男性发病率高于女性。这主要是因为男性吸烟人数多于女性，而长期吸烟是慢阻肺的主要发病原因之一。

## 98. 慢阻肺与年龄有关系吗？

年龄与慢阻肺的发病有很大的关系，随着年龄的增长，患慢阻肺的概率也会逐渐增加。世界卫生组织研究显示，我国 20 岁及以上成人的慢阻肺患病率为 8.6%，40 岁以上则达 13.7%，60 岁以上人群患病率已超过27%，年龄越高，慢阻肺患病率越高。

## 99. 慢阻肺与行为习惯有关系吗？

慢阻肺与日常行为习惯相关。吸烟是慢阻肺的最主要的原因，90% 以上慢阻肺患者有吸烟或被动吸烟史，烟龄越长、数量越大，发病率越高。慢阻肺患者中男性居多。吸烟人群出现慢性咳嗽、咳白痰、胸闷气短症状时应警惕。肺功能检查是诊断慢阻肺的"金标准"，建议 40 岁以上的"老烟民"到医院检查肺功能，以排除是否患有慢阻肺。

## ❀ 100. 慢阻肺与环境有关系吗？

慢阻肺的发病与环境有很大关系，被动吸烟、空气污染、职业粉尘和化学物质吸入、长期接触生物燃料及呼吸道感染等都会导致慢阻肺的发病。所以，大家要好好保护环境，预防慢阻肺的发生。

## ❀ 101. 慢阻肺与职业有关系吗？

慢阻肺与职业有很大关系，长期接触粉尘及工业废气、化学物质的职业人群，如油漆工人、印刷厂工人、玻璃厂工人等容易得慢阻肺；长期工作在空气质量很差的地方，即使自身职业与慢阻肺无关，受到空气中污染物的影响，患慢阻肺的概率也会增加。

# 第二节　慢阻肺的临床表现、诊断与评估

## 一、慢阻肺的临床表现

### ❀ 102. 慢阻肺临床表现有哪些？

慢阻肺患者日常有以下临床表现：长期咳嗽、咳痰，早晚明显；呼吸困难，尤其劳动或运动时更明显；病情恶化时，轻微动作也导致呼吸困难；胸口有沉重感，睡眠质量差，易失眠；由于慢阻肺患者消耗能量多，食欲因呼吸困难而减少，会出现体重下降。

### ❀ 103. 慢阻肺急性加重时的临床表现有哪些？

当慢阻肺发生急性加重时，患者可能会出现以下临床表现：首先，咳嗽、气喘变得更厉害，痰量增多；可能出现发热、身上疼痛、全身无力、头痛等与感染有关的症状。其次，还会出现体重变轻，不想吃饭，嗜睡甚至昏迷等症状。

## 二、慢阻肺的实验室检查和其他监测指标

### ❀ 104. 慢阻肺患者需要做哪些实验室检查？

慢阻肺是一种常见的呼吸系统疾病，需要做血气分析、血常规等实验室检查和痰液检查来评估病情和并发症情况，为治疗方案提供依据。

## 105. 慢阻肺患者肺功能检查有什么特点？

肺功能检查是慢阻肺诊断的"金标准"。吸入支气管舒张剂后 $FEV_1$（第一秒用力呼气量）/FVC（用力肺活量）< 70% 是判断存在持续气流受限，诊断慢阻肺的肺功能标准。慢阻肺患者肺功能特点：由于炎症、狭窄、黏液过多而引起气道受限、气流不畅；肺功能下降，包括 VC（肺活量）、TLC（肺总量）、FRC（功能残气量），呼气时间延长；需结合病史、症状及其他检查结果综合诊断。

## 106. 慢阻肺患者影像学检查有什么特点？

慢阻肺早期 X 线胸片无明显变化，随后出现肺纹理增多和紊乱等非特征性改变。主要 X 线征象为肺过度充气，表现为肺野透亮度增高，双肺外周纹理纤细稀少，胸腔前后径增大，肋骨走向变平，横膈位置低平，心脏悬垂狭长，严重者常合并有肺大疱的影像学改变。高分辨率胸部 CT 对辨别小叶中心型和全小叶型肺气肿以及确定肺大疱的大小和数量有较高敏感度和特异度，多用于鉴别诊断和非药物治疗前评估。高分辨率 CT 计算肺气肿指数、气道壁厚度、功能性小气道病变等指标，有助于慢阻肺的早期诊断和表型评估。

## 107. 慢阻肺患者心电图检查有什么特点？

心电图在晚期慢阻肺、慢阻肺急性加重、肺源性心脏病、慢阻肺合并心血管疾病的诊断、评估和治疗过程中具有深远的临床影响和实用价值。当慢阻肺与慢性肺动脉高压或慢性肺源性心脏病并存时，心电图可能会出现特定的表现，包括电轴右偏；$V_1$ 导联 R/S 比值 ≥ 1；明显的顺钟向转位；$R_{V_1}+S_{V_5}$ 的振幅 ≥ 1.05 mV；aVR 导联的 R/S 或 R/Q 比值 ≥ 1；$V_1 \sim V_3$ 导联呈现 QS、Qr 或 qr 图形；以及肺型 P 波。这些特点为慢阻肺的并发症提供了重要的诊断线索和治疗参考。

## 108. 慢阻肺患者超声心动图检查有什么特点？

右心室流出道内径 ≥ 30mm；右心室内径 ≥ 20mm；右心室前壁厚度 ≥ 5mm 或前壁搏动幅度增强；左、右心室内径比值 < 2；右肺动脉内径 ≥ 18mm 或肺动脉干 ≥ 20mm；右心室流出道 / 左心房内径 > 1.4；肺动脉瓣曲线出现肺动脉高压征象。

# 三、慢阻肺的诊断和鉴别诊断

## 🞲 109. 如何诊断慢阻肺?

根据患者的临床表现,是否有接触过危险因素及实验室检查等各方面的资料,综合分析来确认是否患有慢阻肺。如果有呼吸困难、长期咳嗽或者咳痰的症状,同时又曾经接触过一些危险因素,如吸烟、空气污染等,需进行肺功能检查。如果肺功能检查显示吸入支气管扩张剂后 $FEV_1/FVC < 70\%$,同时又排除了其他疾病的可能,即可诊断为慢阻肺。

## 🞲 110. 慢阻肺与支气管哮喘有什么不同?

慢阻肺和支气管哮喘在病理生理和治疗方法上均存在差异。慢阻肺特征为持续气流受限,与慢性炎症反应有关,症状包括慢性咳嗽、咳痰及呼吸困难,常在中年或老年时起病。哮喘则是呈阵发性发作,症状包括喘息、气急、胸闷或咳嗽,通常在夜间或清晨加重。气流受限在哮喘患者中通常是可逆的,但严重情况下可能出现不可逆的气道狭窄。两者都涉及炎症反应,但病因、病理生理和治疗方法不同,如有症状请及时就医鉴别诊断并治疗。

## 🞲 111. 慢阻肺与慢性心力衰竭有什么不同?

慢阻肺和慢性心力衰竭(心衰)虽然症状有相似之处,但发病机制和治疗方式是不同的。慢阻肺通常是因为吸烟或其他有害物质刺激导致气道和肺部过于敏感的反应,让气道变得狭窄,使空气进入和呼出肺部变得困难。所以,慢阻肺患者常会咳嗽不止、喘气困难。这种病通常"偏爱"老年人和长期吸烟的人。而慢性心衰则是由于心脏的功能降低,导致血液回流不畅,引发了全身的循环障碍。而且两种疾病的治疗方法不同,所以一定要诊断明确,才能制订最合适的治疗方案。

## 🞲 112. 慢阻肺与慢性支气管炎有什么不同?

慢阻肺和慢性支气管炎是两种不同的疾病。慢性支气管炎的主要症状是持续咳嗽和咳痰,病程较长,通常与吸烟、环境因素关系更密切。慢阻肺的主要表现为气流受限、呼吸困难、持续咳嗽和咳痰,且有家族遗传倾向,通常会有肺功能受损,易得肺气肿。治疗慢阻肺需要长期应用药物,预后较慢性支气管炎差。而对于慢性支气管炎患者，如果保持良好的生活习惯，是可以降低疾病复发风险的，预后通常较好。

## 113. 慢阻肺与支气管扩张症有什么不同？

慢阻肺和支气管扩张症在病理生理和临床表现上有差异。慢阻肺发病与环境因素有关，特征为持续气流受限，小气道病变和肺实质破坏，治疗重点是减少气流受限和改善肺功能。支气管扩张症继发于急性和慢性呼吸道感染，炎症导致支气管腺体和壁破坏，形成以柱状和囊状扩张为特征的病变，导致气道分泌物积聚、慢性咳嗽和呼吸困难等症状，治疗侧重于控制感染、清除分泌物及免疫调节等方面。

## 114. 慢阻肺与肺结核有什么不同？

慢阻肺和肺结核是两种不同疾病，其特征和治疗方法均有所不同。慢阻肺是气流受限性疾病，与吸烟、空气污染、职业暴露有关，症状包括咳嗽、咳痰、呼吸困难，治疗主要是戒烟、氧疗、药物治疗和肺康复。肺结核是慢性传染病，由结核分枝杆菌引起，症状包括咳嗽、咳痰、发热、盗汗、体重减轻，治疗主要是抗结核药物治疗和免疫治疗。

# 四、慢阻肺的评估

## 115. 慢阻肺为什么要定期评估？

慢阻肺的评估是为了解患者的病情，包括呼吸困难、咳嗽及痰多的症状，有无急性加重的风险、肺功能气流受限的严重程度及有无其他并发症等。这些评估可以帮助医生更好地了解患者的病情，确定最合适的治疗方案，并预测患者未来的健康状况，所以定期评估是非常重要的。

## 116. 慢阻肺定期评估的内容是什么？

慢阻肺是一种常见的呼吸系统疾病，对患者的生活质量和健康状况具有严重影响。定期评估内容包括症状评估、肺功能评估、合并症及并发症评估、急性加重风险评估。全面的评估有助于了解患者病情进展，制订个性化治疗方案。

## ❖ 117. 慢阻肺怎样进行评估？

慢阻肺可以根据气流受限的程度来分级，分级标准主要是看 $FEV_1$ 占预计值的百分比。如果患者 $FEV_1/FVC < 70\%$，则可出现下面这些情况。轻度：$FEV_1 \geqslant 80\%$ 预计值，为 GOLD 1 级；中度：$FEV_1$ 在 $50\% \sim 79\%$ 预计值，为 GOLD 2 级；重度：$FEV_1$ 在 $30\% \sim 49\%$ 预计值，为 GOLD 3 级；极重度：$FEV_1 < 30\%$ 预计值，为 GOLD 4 级。除此之外，还可以用 mMRC 评分或者 CAT 问卷评分来评估症状的严重程度。另外，急性加重风险的评估还要考虑病史、年龄、吸烟等因素，评估合并症 / 并发症的情况，关注有无其他疾病和并发症。

## ❖ 118. 慢阻肺评估结果如何分析？

可以通过查看自己有无较多相关症状，如喘息、咳嗽、胸闷等，还可以复查肺功能是否正常。除此之外，如果过去 1 年里有多次因为慢阻肺导致的急性加重或者因这些加重情况而住院治疗，那么未来急性加重的风险比较高。如果评估结果出来发现自己属于高风险人群，会有一些特定的特征，如有很多症状、呼吸困难程度比较重、肺功能很弱。

# 第三节　慢阻肺的治疗

## 一、药物治疗

## ❖ 119. 治疗慢阻肺的药物有哪些？

慢阻肺的药物治疗根据病情的轻重进行选择，因人而异。要正确选择药物，并坚持长期规律治疗。治疗药物主要包括支气管扩张剂、吸入糖皮质激素、白三烯调节剂、祛痰药物和抗生素等。对于年龄较大，身体较弱，喘得厉害，病情较重，以及使用干粉吸入器有困难的患者，雾化吸入的方式会更好。

## ❖ 120. 短效支气管扩张剂有哪些？

沙丁胺醇、特布他林和异丙托溴铵等都属于短效支气管扩张剂，都是通过雾化器给药，在几分钟内就能发挥作用，15 ～ 30 分钟药效达到高峰，之后可维持 4 ～ 6 小时。这些药物主要用来缓解患者的症状，随时可以按需使用，但多次使用不能缓解时要及时到医院就诊。

## 121. 长效支气管扩张剂有哪些？

沙美特罗、福莫特罗、茚达特罗、噻托溴铵这些药物都是长效支气管扩张剂。它们能够改善患者的肺部功能，缓解患者的临床症状，提高患者的生活质量。除此之外，这些药物也能够减少慢阻肺急性加重的发作次数。

## 122. 联合吸入治疗药物有哪些？

长效支气管扩张剂和吸入糖皮质激素联用的一些药物包括舒利迭（沙美特罗／氟替卡松）、信必可（布地奈德／福莫特罗）、全再乐（糠酸氟替卡松／乌美溴铵／维兰特罗）以及布地格福（布地奈德／格隆溴铵／福莫特罗）等。这些组合药物可以帮助慢阻肺患者改善症状、减少发病次数和提高生活质量，具体治疗方案需根据患者实际情况和医生建议来决定。

## 123. 祛痰药物有哪些？

祛痰药是帮助患者排出痰液的药物，使气道更通畅。祛痰药包括如沐舒坦（氨溴索）、溴己新、富露施（乙酰半胱氨酸）、羧甲司坦和切诺（桉柠蒎）等，这些药可改善痰液过于黏稠、难以咳出的问题。不同药物作用机制不同，效果也因人而异，需要根据具体病情来选择合适的药物。

## 124. 慢阻肺稳定期治疗药物有哪些？

慢阻肺稳定期治疗药物包括支气管扩张剂、抗炎药物及祛痰药。支气管扩张剂有 $\beta_2$ 受体激动剂、抗胆碱药及茶碱类药物；抗炎药物有吸入性糖皮质激素和全身性糖皮质激素；祛痰药有盐酸氨溴索、羧甲司坦等，具体使用需遵医嘱。

## 125. 慢阻肺急性加重期治疗药物有哪些？

慢阻肺急性加重期常用治疗药物包括抗感染药、糖皮质激素、支气管扩张剂等。抗感染药物用于治疗因感染诱发的病情加重；糖皮质激素可联合长效 $\beta_2$ 受体激动药吸入治疗；支气管舒张剂如短效 $\beta_2$ 受体激动药（SABA）和长效 $\beta_2$ 受体激动药（LABA）；抗氧化剂如乙酰半胱氨酸或羧甲司坦可帮助降低氧化应激反应；慢性肺源性心脏病和右心衰竭需相应治疗，红细胞增多引发的症状需抗凝治疗。

## 二、给氧治疗

### ❀ 126. 慢阻肺患者为什么要给氧治疗？

慢阻肺患者进行氧疗的主要目标是改善生活质量与预后。因此，当慢阻肺患者遇到以下情况时，应进行氧疗：血氧饱和度下降到 90% 以下，呼吸困难加重或喘息加重，合并其他疾病如冠心病、高血压等，出现并发症如呼吸衰竭、气胸等。长期家庭氧疗的适应证包括 $PaO_2 \leqslant 55mmHg$ 或 $SaO_2 \leqslant 88\%$；$PaO_2$ 为 $55 \sim 60mmHg$ 或 $SaO_2 < 89\%$，并有肺动脉高压、右心衰竭或红细胞增多症。

### ❀ 127. 慢阻肺患者如何给氧治疗？

慢阻肺的给氧治疗是很重要的治疗方法。需要根据患者的情况和血液里的氧气含量来确定氧气流量。一般来说，轻症患者用低流量的氧气，重症患者要用高流量的氧气。有鼻导管吸氧和面罩吸氧两种方式，长时间给氧最好使用面罩吸氧。每天至少要给氧 15 小时，具体时间听医生建议。要注意给氧的湿度和温度，可以用加湿器和加温器来加湿加温。长期高流量吸氧会导致氧气中毒等不良反应，所以患者有任何不适要及时联系医生。

### ❀ 128. 慢阻肺患者给氧治疗的目标是什么？

慢阻肺患者氧疗的目标是确保患者在海平面静息状态下，使血气分析中的 $PaO_2$ 大于或等于 60mmHg，同时尽可能提高 $SaO_2$ 至 90% 以上。这样可以保障重要器官的正常功能，并为组织细胞提供充足的氧气供应。

## 三、辅助通气治疗

### ❀ 129. 慢阻肺患者为什么要进行辅助通气治疗？

慢阻肺是一种常见的呼吸系统疾病，辅助通气治疗是慢阻肺患者重要的治疗手段，可改善患者的生活质量。辅助通气治疗可增加氧气供应，降低二氧化碳潴留，预防和治疗呼吸衰竭，降低并发症发生率和死亡率。此外，还可帮助患者度过急性期、缩短住院时间、促进康复。

## ❀ 130. 慢阻肺患者辅助通气治疗的方法有哪些？

（1）经鼻高流量给氧：向患者鼻腔提供可以调控并相对恒定吸氧浓度、温度和湿度的高流量气体，以改善通气和换气功能。

（2）无创呼吸机给氧：向患者提供适当的呼气压、吸气压和持续气流，辅助患者呼吸肌做功，从而改善通气和换气功能。

（3）有创呼吸机给氧：在气管插管或气管切开后使用呼吸机，可向患者提供机械通气，以改善通气和换气功能。

## ❀ 131. 慢阻肺患者如何选择辅助通气治疗方式？

慢阻肺患者的通气方式需具体情况具体分析。稳定期患者，如果出现了Ⅱ型呼吸衰竭，可以通过经鼻高流量和无创通气来改善呼吸性酸中毒，降低二氧化碳分压，减少住院的时间和死亡的风险，同时避免气管插管带来的伤害。如果患者发生危及生命的酸碱失衡，或者意识改变，则需要启动有创机械通气。不过，对于已经进展至终末期的患者，是否使用机械通气还需评估病情能否有好的转归，尊重患者和家属的意愿，综合考虑重症监护设施的情况。

## 四、呼吸功能康复锻炼

## ❀ 132. 慢阻肺患者为什么要进行呼吸功能康复锻炼？

呼吸功能康复锻炼即肺康复，是一种针对慢阻肺患者进行全面评估后，为其量身打造的综合性干预措施。它包括运动训练、教育以及自我管理干预等多方面的内容。肺康复被证实是改善呼吸困难、提高患者健康状况以及增加运动耐力的最有效的治疗策略。肺康复方案通常需持续6～8周，每周进行两次专业指导下的运动训练，包括耐力训练、间歇训练及抗阻／力量训练等多种形式。

## ❀ 133. 慢阻肺患者如何进行呼吸功能康复锻炼？

慢阻肺患者的呼吸功能康复锻炼有助于改善其生活质量。掌握正确呼吸技巧及模式，进行呼吸肌训练（如吹蜡烛、吹气球、缩唇呼吸、太极拳、游泳），进行有氧运动，保持呼吸道通畅（如使用吸入剂、多饮水），并在医生指导下进行锻炼。最重要的是持之以恒，结合个体化情况制订锻炼计划。

### 🔹 134. 慢阻肺患者何时可以进行呼吸功能康复锻炼？

慢阻肺患者在做呼吸功能康复锻炼之前，需要做一个全面的检查。首先，病情稳定，没有明显的咳嗽、咳痰、气短等症状。其次，不存在绝对禁忌证。如果患者有很强的锻炼意愿，并且能够积极配合医生的治疗方案，能够承受锻炼的强度和时间，那就可以开始锻炼了。

## 五、慢阻肺患者的营养支持治疗

### 🔹 135. 慢阻肺患者为什么要进行营养支持？

慢阻肺是慢性呼吸系统疾病，患者会出现呼吸困难、咳嗽、咳痰等症状，影响食欲和消化功能，导致营养不良。营养支持可提供患者所需的能量和营养素，改善免疫力和抗感染能力，减少并发症。患者饮食要营养均衡，医生可根据患者情况制订营养支持计划。

### 🔹 136. 慢阻肺患者营养状态的影响因素有哪些？

慢阻肺患者的营养状态受疾病、药物、饮食及生活方式的影响。疾病导致呼吸功能下降，药物如抗生素和皮质类固醇可能引起胃肠道不适，饮食结构不合理、缺乏必要的营养素或不良生活习惯（如吸烟、饮酒）均可影响营养的摄入和吸收，导致营养不良。医生应根据患者情况制订个体化的治疗方案，以改善营养状况。

## 第四节　慢阻肺的自我管理与预防

## 一、慢阻肺的自我管理

### 🔹 137. 慢阻肺自我管理包括哪些内容？

慢阻肺的自我管理包括：避免接触有害物质，戒烟和远离工业废气；注意保暖，预防感冒；鼓励接种流感疫苗和肺炎疫苗；保证规律作息，劳逸结合，适量增加蛋白质和维生素摄入；保持积极心态，学会缓解压力；实施康复锻炼，有需要时在医生指导下使用药物；即使病情稳定，也不应自行停药或改变治疗方案；定期复查，每 6 个月进行肺功能检查；通过医生指导预防病情恶化。

## ❀ 138. 慢阻肺自我管理的重点是什么？

慢阻肺管理中最重要的是坚持长期规范的稳定期治疗，控制疾病症状，减少未来急性加重的风险。美国胸科医师学会（ACCP）和加拿大胸科学会（CTS）预防慢阻肺急性加重指南建议可以采取多种措施，如非药物治疗、吸入药物治疗及口服药物治疗等预防慢阻肺急性加重。其中最主要的是吸入药物的稳定期长期维持治疗，支气管扩张剂可改善患者的肺功能和生活质量，一定程度上减少慢阻肺急性加重的发生。

## ❀ 139. 慢阻肺患者如何预防感冒？

慢阻肺患者需要关注天气变化，及时增添衣物，避免受凉受寒。在寒潮来袭时，应注意关闭门窗，保持室内温暖。此外，还应勤洗手、戴口罩，避免感冒和其他呼吸系统疾病的感染。应该多吃富含蛋白质、维生素及矿物质的食物，增强身体免疫力。同时，建议慢阻肺患者在专业医生的指导下进行适量的运动。

## ❀ 140. 慢阻肺患者何时可以接种流感疫苗和肺炎疫苗？

疫苗可增强患者免疫力，降低感染的风险。患者病情稳定，没有出现急性发作或者严重并发症，在医生建议下，可以考虑接种疫苗。当病情不稳定或者处于急性发作期，建议暂时不要接种疫苗，因此时患者身体比较脆弱，接种疫苗可能会加重病情或者产生不良反应。另外，接种疫苗也不能完全保证预防感染，患者在接种疫苗后仍需注意个人卫生和防护措施。

## ❀ 141. 慢阻肺患者如何加强营养？

慢阻肺患者应多食用蔬菜、水果等富含维生素和膳食纤维的食物，有助于康复。食用瘦肉、鱼、虾、牛奶等食物，改善营养状态。采取少食多餐，避免一次性摄入过多食物，减轻肺部负担。选择软食或半流食，避免过冷过热、生硬食物。减少盐的摄入，避免水钠潴留，加重水肿。适当补充复合维生素，帮助康复。

### ❖ 142. 慢阻肺患者如何缓解心理压力？

为了缓解心理压力，慢阻肺患者可以采取以下方法：散步、骑自行车或慢跑有助于身体康复和心理健康；放慢呼吸速度，保持深度呼吸；尝试冥想以放松身心；听轻松的音乐有助于放松；与家人和朋友交流，获得支持；自我激励，相信自己的能力，鼓励自己；确保饮食健康，摄入充足的蛋白质、蔬菜、水果和坚果。

### ❖ 143. 慢阻肺患者可以参加体育运动吗？

慢阻肺患者可以进行适当的运动，以提高身体抵抗力和免疫力，有助于改善呼吸肌功能，减轻压力和放松身心。运动还能促进血液循环，改善肌肉和骨骼的健康状况，并锻炼身体的各个器官，从而改善身体的整体功能。然而，慢阻肺患者不适宜进行剧烈运动，为避免引起呼吸急促和心率增加，患者可以选择温和的运动，如走路、骑固定自行车、轻量级举重及打太极拳等。

### ❖ 144. 慢阻肺患者如何进行肺功能锻炼？

慢阻肺患者可以试着学习腹式呼吸，躺在床上或者坐着练习都可以，每天 2～3 次，这样能够帮助增强呼吸肌的力量。另外，锻炼身体四肢的力量也很重要，特别是下肢的训练，这样做能够减轻气喘吁吁的症状；锻炼上肢可以增强如穿衣服、洗澡或做家务等日常活动的能力。还有一些平衡训练的项目，如打太极拳，做一些体操动作，都可以提高身体的灵活性，改善胸廓顺应性，增加肺的换气功能。此外，如果病情需要，可以在吸氧或者使用无创通气的情况下进行活动，这样能够使患者的呼吸更加顺畅，身体得到更多的氧气。

## 二、慢阻肺的预防

### ❖ 145. 如何预防慢阻肺？

预防慢阻肺的方法包括戒烟，避免暴露于有害物质中，保持室内空气流通，增强免疫力，定期检查肺功能等。通过这些措施可以降低患慢阻肺的风险，减少慢阻肺对患者生活的影响。

## ❀ 146. 如何早期识别慢阻肺?

想要早期发现自己是否患了慢阻肺,可以留意一下咳嗽、咳痰的情况,有无呼吸困难,如果经常这样就可能是慢阻肺。还有一个简单的自测方法,患者回答以下 5 个问题:经常咳嗽吗? 经常咳出黏痰吗? 在进行日常活动如爬楼梯时,是不是比周围同龄人更容易觉得呼吸困难? 年龄是不是超过40 岁了? 现在是吸烟或者曾经吸烟吗? 如果这些问题患者很多回答"是",就可能患了慢阻肺,可以到医院检查一下肺功能,如果吸入支气管扩张剂后患者 $FEV_1$ 小于 70%,那就可以明确诊断。

## ❀ 147. 如何对慢阻肺患者进行健康教育?

对慢阻肺患者的健康教育需要细致且全面。讲解吸烟对慢阻肺的影响,鼓励戒烟,解释疾病相关信息,教授吸入装置的使用及呼吸锻炼的方法。演示正确的吸入方法,介绍吸入装置适用范围和使用技巧,教育患者自我控制病情技巧,如腹式呼吸及缩唇呼吸锻炼。结合图示、示范和讲解确保患者理解,教授如何判断病情变化及寻求医疗帮助,定期复查随访,及时调整治疗方案。

## ❀ 148. 为什么要提高基层医疗卫生机构肺功能检查能力?

提升基层医疗卫生机构肺功能检查能力对于慢阻肺的防治具有至关重要的意义,有助于早期发现、干预及治疗慢阻肺,改善患者延误早期诊断和治疗的情况,提高整体管理水平。我国基层医疗卫生机构存在防治能力不足的问题,需要提升硬件条件和人员能力,并建立有效的联动机制。

# 三、慢阻肺的随访

## ❀ 149. 慢阻肺患者为什么要定期随访?

慢阻肺是一种慢性疾病,其病情通常会随着时间的推移而发生变化,定期随访可以及时了解患者的病情变化,调整治疗方案,提高治疗效果。定期随访可以帮助医生更好地评估患者的肺功能情况,并根据评估结果调整治疗方案,以改善患者的生活质量。定期随访还可以让医生及时发现并发症和共患疾病,并及时处理,减少并发症的发生。定期随访可以评估患者的用药情况,指导患者正确使用药物,提高治疗效果。

## ❀ 150. 慢阻肺患者如何进行自我监测？

慢阻肺患者可进行自我监测，方法包括 CAT 评分和指脉氧监测。CAT 评分用于评估健康状况，分值越低越好。指脉氧监测可评估缺氧程度，根据监测结果判断是否需要吸氧或调整吸氧浓度。若有长期咳嗽、咳痰或呼吸费力等症状，应及时到医院进行肺功能检查。

## ❀ 151. 什么是 CAT 评分？

CAT 评分是一种评估慢阻肺症状的常用工具，用于衡量慢阻肺患者的生活质量和社会功能。它通过一系列问题，评估患者的咳嗽、咳痰、胸闷、气促及疲劳等症状的严重程度，以及这些症状对日常生活的影响程度。CAT 评分是精确的评估工具，可以帮助医生全面了解慢阻肺患者的情况，为制订治疗方案提供重要依据。

# 第三章

# 慢性阻塞性肺疾病的并发症及合并症

## 第一节　慢阻肺的并发症

### 一、自发性气胸

#### ◈ 152. 什么是自发性气胸？

自发性气胸是指在无外伤及人为因素情况下肺实质或脏层胸膜破裂，肺或支气管内的空气进入胸膜腔引起的胸膜腔积气。常见的诱发因素有呼吸道感染、剧烈咳嗽、突然用力活动等。

#### ◈ 153. 如何确诊自发性气胸？

X线片是诊断气胸最可靠的方法。发生气胸后，X线片上可以看到气胸线，辅助估测肺部被压缩的程度，还可以看到胸腔内的纵隔有无移位及有无胸腔积液。此外，肺部CT检查可以更全面、更详细了解到气胸和胸膜下肺大疱的情况。

#### ◈ 154. 慢阻肺患者为什么容易发生自发性气胸？

首先，慢阻肺患者的气道狭窄，会使气体积聚在气道远端，使小肺泡融合成肺大疱。如果肺内的压力增加，就会出现肺大疱的破裂，从而产生自发性气胸。其次，慢阻肺患者的肺部通常会出现肺表面弹性降低，这会使肺部更容易受到损伤，并增加发生自发性气胸的风险。

#### ◈ 155. 慢阻肺导致的自发性气胸好发于哪些部位？

肺大疱是慢阻肺的一个问题区域，它可能会导致自发性气胸。慢阻肺患者出现自发性气胸，容易发生在肺尖或者双肺上叶和长有肺大疱的部位，因为肺尖没有肋骨、肌肉包裹，容易并发肺大疱。

## ✵ 156. 慢阻肺导致的自发性气胸有哪些表现？

突发的胸痛，像针扎或者刀割一样，而且持续时间很短。然后会感觉胸闷、呼吸困难、喘息，甚至还会咳嗽。

## ✵ 157. 慢阻肺导致的自发性气胸有哪些后遗症？

慢阻肺并发自发性气胸的后遗症包括呼吸困难、呼吸衰竭、右心衰竭及睡眠呼吸紊乱，这些症状会影响患者的生活质量，需要及时到医院就诊并规范治疗。

## ✵ 158. 慢阻肺导致的自发性气胸如何治疗？

慢阻肺并发自发性气胸患者，需进行胸腔闭式引流以排出积存气体，减轻对肺组织的压迫并缓解呼吸困难。遵医嘱使用药物，如支气管扩张剂、祛痰药及抗生素，以缓解症状。此外，吸氧可提高血氧饱和度，缓解低氧血症。对于复发风险较高的患者，医生会建议手术治疗，通过切除病变组织降低气胸复发风险。

## ✵ 159. 慢阻肺导致的自发性气胸能治愈吗？

部分自发性气胸患者肺组织被压缩的程度不高，在 20% 以下，并且没有明显的胸闷或者胸痛等症状，属于轻度的自发性气胸，可以通过卧床休息、吸氧等保守治疗自行恢复。但是，如果存在慢阻肺、多发性肺大疱等基础病，气胸反复发作，就需要手术治疗了。

## ✵ 160. 慢阻肺如何预防自发性气胸？

戒烟并保持良好生活习惯，保证充足睡眠，选择适宜的锻炼方式，坚持进行呼吸锻炼，积极预防呼吸道感染疾病，保持大便通畅，以上措施可有效预防自发性气胸的发生。

## ✵ 161. 慢阻肺患者发生自发性气胸能乘坐飞机吗？

慢阻肺患者发生自发性气胸禁止乘坐飞机，因为在高空中大气压会迅速下降，会使原本受压缩的肺组织发生进一步的压缩，可加重病情，导致严重后果。肺完全复张后 1 周，方可乘坐飞机。

# 二、肺动脉高压

## ◈ 162. 什么是肺动脉高压？

肺动脉高压（PH）是一种与多种心血管和呼吸系统疾病相关的疾病。根据最新定义，在海平面、静息状态下，通过右心导管测量得到的平均肺动脉压（mPAP）大于25mmHg即为肺动脉高压。正常成年人在静息状态下的平均压力为（14.0±3.3）mmHg，上限不超过20mmHg，21～24mmHg的压力被认为是临界性肺动脉高压。

## ◈ 163. 如何确诊肺动脉高压？

金标准是进行右心导管检查，可直接了解肺动脉压力的情况，以及与其他部位之间的压力差异。通过右心导管检查可以判断肺动脉高压的严重程度，并与其他相关疾病进行鉴别诊断。除此之外，还可以进行心电图、X线胸片、超声心动图等相关检查，以辅助诊断肺动脉高压。

## ◈ 164. 慢阻肺患者为什么容易发生肺动脉高压？

慢阻肺是一种慢性疾病，通常由于长期吸烟或其他环境因素导致气道和肺脏发生炎症反应，进而引起肺实质和血管的损伤。这种慢性炎症过程会导致肺小动脉收缩和痉挛，引起肺动脉压力持续性升高，从而可能导致肺动脉高压的发生。此外，慢阻肺患者通常会存在慢性缺氧，会进一步刺激肺小动脉的收缩和痉挛，加剧肺动脉高压的发生发展。

## ◈ 165. 慢阻肺导致的肺动脉高压有哪些表现？

患者出现呼吸道和血流动力学症状，如咳嗽、气短、晕厥及胸痛。还可能出现肺动脉高压所致的心脏功能异常症状，表现为腿部和踝部水肿，这是由右心衰竭引起。低氧血症和发绀是慢性缺氧引起的红细胞增多和肺动脉高压的表现。

## ◈ 166. 如何判断慢阻肺患者合并肺动脉高压？

判断慢阻肺患者有没有肺动脉高压，可以通过超声心动图检查进行初步筛查，如果结果显示存在异常，比如三尖瓣峰值流速大于3.4m/s或者肺动脉收缩压大于50mmHg，那说明患者可能有肺动脉高压。如需确诊，还要做右心导管检查，若结果显示平均肺动脉压≥25mmHg，则可诊断为肺动脉高压。肺动脉高压的临床表现为呼吸困难、胸痛、头晕或者晕厥，可能出现咯血，严重者会咯血致死。

## 167. 慢阻肺导致的肺动脉高压有哪些后遗症？

慢阻肺和肺动脉高压紧密相关，肺动脉高压会导致很多严重的问题。首先，它会增加右心室的负担，导致右心室变得肥大，最终引发右心衰竭。右心衰竭时由于血液循环不畅，液体淤积在身体的不同部位，出现双腿水肿、肝脏肿大和腹部积水等临床表现。其次，肺动脉高压还会引起肺心病，使抵抗力变得更弱，更容易出现感染，导致生活质量下降。肺动脉高压还可能引起心脏节律不正常和心包积液等并发症。当慢阻肺并发肺动脉高压时，心脏和其他脏器组织均会受到很大影响。

## 168. 慢阻肺导致的肺动脉高压如何治疗？

（1）氧气疗法：降低肺动脉压力，提高患者的生活质量。

（2）药物治疗：改善机体血流情况，如钙通道阻滞剂、血管紧张素转化酶抑制剂等药物，需咨询专科医师。

（3）肺移植：病情严重可以进行肺移植。

在生活中，患者需要避免做剧烈的运动，不要过度劳累，饮食和休息要合理安排，心理上也需要得到支持。

## 169. 慢阻肺导致的肺动脉高压能治愈吗？

慢阻肺导致的肺动脉高压无法完全治愈，治疗目标是控制症状、改善生活质量、延长生存期。需要在专业医生指导下规范治疗，保持良好的生活习惯和心理状态。

## 170. 慢阻肺患者如何预防肺动脉高压？

首先，戒烟是最重要的一个方面，慢阻肺患者不应再吸烟。其次，避免雾霾也很重要，尽量减少出门时间和次数，如出门应当戴口罩。除此之外，锻炼身体、保持健康饮食、呼吸洁净空气等都是降低慢阻肺和肺动脉高压发病风险的好方法。最后，养成良好的个人卫生习惯，比如勤洗手、避免接触呼吸道感染者等，也能有效地降低慢阻肺和肺动脉高压的发生风险。

## 🏵 171. 慢阻肺合并肺动脉高压患者能去高原地区吗？

慢阻肺合并肺动脉高压的患者前往高原地区需慎重。体质虚弱和肺功能下降使患者对高原低氧环境耐受能力下降，高原空气稀薄、气候变化无常、环境干燥和紫外线辐射强等环境因素可能加重身体负担，低氧环境可能诱发或加重肺动脉高压患者的病情。患者应充分评估自身病情并咨询医生意见，采取预防措施后谨慎前往高原地区。

## 三、慢性肺源性心脏病

## 🏵 172. 慢阻肺患者为什么容易患慢性肺源性心脏病？

慢阻肺与慢性肺源性心脏病（肺心病）之间存在密切联系，长期低氧血症会导致肺动脉高压，持续存在且未得到有效纠正将引发右心功能不全，并最终导致右心衰竭，从而引发肺心病。从慢阻肺发展至肺心病需经历约10年时间，但并不意味着肺心病是慢阻肺的必然结果。

## 🏵 173. 慢阻肺导致慢性肺源性心脏病的关键因素是什么？

肺动脉高压是慢阻肺发展为肺心病的一个非常关键的因素。如果慢阻肺患者肺动脉高压能得到有效控制，就可以延缓其发展成为肺心病的进程，甚至有可能终身都不会发展为肺心病。

## 🏵 174. 慢阻肺导致的慢性肺源性心脏病有哪些表现？

表现为慢性咳嗽、咳痰、气短、心脏及全身症状等。咳嗽通常为持续性咳嗽，且咳痰为白色黏液或浆液性泡沫痰。患者会出现右心室肥厚、心脏增大和心功能不全等相关的心脏症状。

## 🏵 175. 慢阻肺导致的慢性肺源性心脏病有哪些后遗症？

慢性肺源性心脏病是慢阻肺引发的严重并发症。慢阻肺控制不佳将导致肺气流受限、缺氧和二氧化碳潴留，引发肺部病变，导致肺动脉高压和右心衰竭。缺氧和二氧化碳潴留对心血管系统产生损害，导致心肌收缩力和顺应性下降。慢性肺源性心脏病还易引发肺部感染和心理问题。

## 176. 慢阻肺导致的慢性肺源性心脏病如何治疗？

慢阻肺患者并发慢性肺源性心脏病时应积极控制感染，通畅呼吸道，改善呼吸功能，纠正缺氧及二氧化碳潴留，控制呼吸衰竭及心力衰竭，防治肺性脑病、酸碱失衡及电解质紊乱、心律失常等并发症。

## 177. 慢阻肺患者如何预防慢性肺源性心脏病？

首要是避免吸烟，因为吸烟是慢阻肺的主要风险因素，也会增加慢性肺源性心脏病的风险。其次要减少有害化学物质或粉尘的职业暴露，遵医嘱积极治疗慢阻肺，保持健康饮食，适量运动，控制体重，并保持良好的心理状态。

# 四、静脉血栓栓塞症

## 178. 什么是静脉血栓栓塞症？

静脉血栓栓塞症（VTE）是指血液在静脉内形成凝块并阻塞血管，造成静脉回流受阻的一种病症。它包括深静脉血栓形成（DVT）和肺血栓栓塞症（PTE），这是遗传、环境和生活方式等多种因素共同作用的结果。急性 PTE 是肺栓塞最常见的表现形式，一旦发生，有导致死亡的风险。

## 179. 如何诊断静脉血栓栓塞症？

静脉造影虽然是诊断静脉血栓栓塞症的最佳方法，但由于属于有创操作，所以临床应用上会受到一些限制。相反，超声检查是一种无创、高敏感度而且可以重复的方法，因此是临床筛查静脉血栓的首选方法。

## 180. 慢阻肺患者为什么容易患静脉血栓栓塞？

慢阻肺常见于老年人，随着年龄的增长，呼吸功能也会逐渐衰弱，老年人又容易合并各种慢性病而长期卧床，如脑卒中、心肌梗死等，都会增加静脉血栓的发生风险。同时由于慢阻肺患者多存在长期吸烟史，机体处于全身慢性炎症、继发性红细胞增多以及血液黏稠度升高的状态，会进一步损坏血管内皮细胞，引起血液高凝状态，导致血栓。

## 181. 慢阻肺导致的静脉血栓栓塞症好发于哪些部位？

慢阻肺导致的静脉血栓栓塞症好发于肺部、下肢深静脉等部位。肺血栓栓塞症为深静脉血栓形成后最严重的并发症，是由于肺动脉或其分支被血栓阻塞所引发的。深静脉血栓形成约占静脉血栓栓塞症的2/3，指下肢深静脉内血液异常凝结，从而引起静脉回流障碍的疾病，常以下肢肿胀和压痛为特征。由于解剖结构因素，右髂总动脉跨过左髂总静脉，导致左髂总静脉不同程度的受压，因此下肢深静脉血栓通常好发于左下肢。

## 182. 慢阻肺导致的静脉血栓栓塞症有哪些表现？

肺栓塞轻者无症状，重者表现为呼吸困难、胸痛、咳嗽、咯血、休克或猝死。深静脉血栓以下肢肿胀、压痛为特征，常见并发症为血栓后综合征，表现为下肢慢性水肿、疼痛、肌肉疲劳、静脉曲张色素沉着、皮下组织纤维变化，影响患者的生活质量。

## 183. 慢阻肺导致的静脉血栓栓塞症有哪些后遗症？

慢阻肺会导致深静脉血栓形成，引发下肢水肿、疼痛等症状，严重时导致肺栓塞和猝死。慢阻肺会引起肺动脉高压和右心衰竭，这会导致肺源性心脏病，心脏结构变化，功能减退，临床可表现为活动后胸闷、气短，特别是当发生肺血栓栓塞时，会进一步引起肺功能不全，导致机体缺氧、呼吸困难以及二氧化碳潴留等问题并且会引起心源性猝死。

## 184. 慢阻肺导致的静脉血栓栓塞症如何治疗？

当患者出现血压下降时，需立即采取溶栓治疗。若患者未出现明显的血压下降，但伴有明显的心功能不全症状或肺动脉压力升高，且无溶栓治疗的禁忌证，应积极采取溶栓治疗。对于未明确诊断但高度怀疑为静脉血栓栓塞症的患者，可采用低分子肝素进行抗凝治疗。在明确诊断之后，需根据具体情况采取针对性的治疗措施。

## 185. 慢阻肺导致的静脉血栓栓塞症能治愈吗？

慢阻肺导致的静脉血栓栓塞症是一种比较严重的疾病，治愈难度大，但并非无法治疗。慢阻肺患者需积极治疗原发病，控制病情进展，减少静脉血栓栓塞症发生。同时应改变生活方式：戒烟、适当运动、控制体重。发生静脉血栓栓塞症后，需抗凝、溶栓治疗，定期复查。患者需接受长期综合治疗和管理，积极配合医生，调整生活方式和实施预防措施，降低复发风险，提高生命质量。

 **186. 慢阻肺患者如何预防静脉血栓栓塞症？**

首先，患者要保持机体水分充足，这样可以降低血液的黏稠度，每天喝约 1500ml 的水就可以满足需要。其次，避免长时间坐着、站着或者跷二郎腿，这些动作可能导致静脉血液回流不畅，每过半小时或一小时应站起来走动或者做一些勾脚、绷脚的动作，以使静脉血液更好地流动。此外，还可以采取一些机械性的预防措施，比如穿弹力袜、用充气压力泵或者静脉足泵等。

# 第二节　慢阻肺的合并症

## 一、慢阻肺合并心血管疾病

 **187. 慢阻肺患者为什么容易合并心血管疾病？**

慢阻肺和心血管疾病常见于中老年人群，其共同发病因素包括吸烟等。慢阻肺可导致机体缺氧和二氧化碳潴留，加重心脏工作负荷，引起心律失常和心肌收缩功能障碍，还可能导致肺动脉高压和右心室肥大。此外，慢阻肺患者常处于紧张、焦虑、应激状态，增加心血管疾病的患病风险。

**188. 慢阻肺合并心血管疾病有哪些危害？**

慢阻肺与心血管疾病共存危害大，死亡风险高。合并心血管疾病的慢阻肺患者生活质量更差，住院率和死亡率均增加，发生缺血性心脏病、心力衰竭和心律失常的风险是同龄人的 2～5 倍，急性加重期发生急性冠脉综合征和卒中的风险增加 3～5 倍。慢性炎症在两者之间起关联作用。当心血管疾病与慢阻肺同时存在时，它们的全身炎症反应可能会相互促进，导致病情进一步恶化。需采取综合治疗措施，控制病情进展，提高生活质量。

**189. 慢阻肺患者合并心血管疾病时应如何治疗？**

慢阻肺患者合并心血管疾病的基本治疗原则是分别对慢阻肺和心血管

疾病进行规范化治疗。对于慢阻肺引起的肺动脉高压和慢性肺源性心脏病，应加强慢阻肺的治疗，降低肺动脉压和右心室后负荷。心血管疾病治疗如果需要使用 β 受体阻滞剂，应选择高选择性的 $β_1$ 受体阻滞剂，以减轻对气道的影响。阿司匹林是心血管病的常用药，但对于慢阻肺患者可能有引起喘息发作和气道痉挛的潜在风险，使用时需要注意。

## 190. 慢阻肺患者如何预防心血管疾病？

首先，定期去做心电图和心脏超声检查，以及时发现心脏方面的异常。其次，控制体重也很重要，严格控制体重能有效预防心血管病的发生。再次，吸烟和喝酒会增加心血管病的发病风险，所以戒烟、戒酒非常有必要。当然，保持血糖、血压、血脂正常也是预防的关键，不过这需要在医生的指导下进行药物治疗。最后，保持健康的生活方式，比如作息规律、适量运动、心态好等，也是非常有帮助的。

## 二、慢阻肺合并焦虑和抑郁

### 191. 慢阻肺患者为什么容易合并焦虑和抑郁？

一是慢阻肺患者长期受到咳嗽、咳痰、呼吸困难等症状的困扰，而且症状反复发作、病情进行性加重，导致患者失去信心，情绪低落，悲观沮丧，精神高度紧张；二是患者生活能力下降需要依赖家人照料，治病给家庭带来的经济负担，进一步加重了患者的心理负荷。

### 192. 慢阻肺合并焦虑和抑郁有哪些危害？

（1）焦虑和抑郁会让患者感到呼吸困难，情绪低落，影响生活质量。

（2）焦虑和抑郁症状会让患者的抵抗力变弱，容易受到病菌的侵袭，导致身体虚弱。

（3）焦虑和抑郁会影响患者的饮食和睡眠，让身体变得更加虚弱，不利于身体健康和疾病康复。

因此慢阻肺患者要尽量保持心情舒畅，积极配合医生的治疗和建议。

### 193. 慢阻肺患者合并焦虑和抑郁时应如何治疗？

对于慢阻肺合并焦虑和抑郁的患者，首先可以尝试一些药物治疗，比如帕罗西汀、氟西汀等帮助缓解症状；其次可以用一些抗组胺药物、镇咳药等缓解不适。除此之外，心理治疗也很重要，如认知行为疗法、放松训练、生物反馈、社交技能训练等方法，都能够帮助患者调整心态、减轻压力、增强自信、提高应对能力和生活质量。

### ✦ 194. 慢阻肺患者如何预防焦虑和抑郁？

慢阻肺患者合并抑郁状态的主要诱发因素来自吸烟、炎症及药物影响等方面，所以慢阻肺患者在治疗过程中要禁止吸烟，避免炎症暴发导致急性加重，同时要注意日常药物的规范使用。如果护理得当一般不会患抑郁症，平时也要注意散步运动、疏解身心，对治疗慢阻肺树立信心，才能有效预防焦虑和抑郁的发生。

## 三、慢阻肺合并肺癌

### ✦ 195. 慢阻肺患者为什么容易合并肺癌？

大量研究表明，慢阻肺是肺癌的主要高危因素之一，因为两者均与吸烟、粉尘、空气污染等因素相关。每年约有 1% 的慢阻肺患者患上肺癌，究其原因，多数是由于烟雾及慢性炎症促使呼吸道和肺泡上皮细胞过度增殖，最终演变为癌细胞。40 岁以上、长期吸烟及受到二手烟的危害或者有与环境有害物质接触的人群，都是以上两种疾病的高危人群。

### ✦ 196. 慢阻肺合并肺癌时可以行手术治疗吗？

慢阻肺患者经过规范化治疗，临床症状得到控制，肺功能得以改善，这种情况下可以考虑手术，但手术的风险或麻醉风险相对较高。慢阻肺合并肺癌时，如果患者身体状况无法耐受手术，可以进行放化疗、靶向药物等保守治疗。

### ✦ 197. 慢阻肺患者如何预防肺癌？

吸烟是导致肺癌的主要危险因素之一，戒烟或远离二手烟对于预防肺癌非常重要。定期进行肺功能检测和 X 线检查，有助于及时发现肺部问题，并采取相应治疗措施。多吃水果蔬菜等天然食物，少吃油炸、熏烤、腌制食品，避免食用霉变食物，能够降低患肺癌的风险。提高身体免疫力，增强肺部功能，也可帮助预防肺癌的发生。同时要避免从事某些长期接触放射性物质或可能吸入致癌粉尘的职业。

## 四、慢阻肺合并骨质疏松

### ❀ 198. 慢阻肺为什么容易合并骨质疏松？

慢阻肺患者骨质疏松的风险增加与多个因素有关。

（1）体重指数（BMI）偏低和肌肉含量减少是骨质疏松的重要风险因素。

（2）营养不良、饮食不规律和钙代谢异常易导致骨质疏松发生。

（3）长期使用糖皮质激素增加骨质疏松的风险，这是由于糖皮质激素对骨骼具有抑制作用。

（4）炎症因子"溢出效应"，炎症反应会导致呼吸困难和乏力，进而影响骨密度。

（5）缺氧导致户外活动减少、肌肉退化及骨骼肌萎缩，进一步增加了骨质疏松的风险。

### ❀ 199. 慢阻肺合并骨质疏松有哪些危害？

慢阻肺合并骨质疏松严重影响患者身体健康、生存质量和日常生活。骨质疏松导致患者骨量减少和骨密度下降，增加其骨折风险。如果慢阻肺患者合并有骨质疏松，则更易发生骨折。骨折好发于臀部、手腕、胸腰椎等部位，会导致患者活动能力下降、剧烈疼痛，甚至可能致残。骨质疏松还可能导致脊柱后凸和胸椎变形，使肺功能进一步恶化。

### ❀ 200. 慢阻肺患者合并骨质疏松时应如何治疗？

口服钙片、维生素 $D_3$ 和阿法骨化醇等药物可改善骨质疏松症状，同时可应用鲑鱼降钙素鼻喷剂等抗骨质疏松药物。适量运动可提升骨密度，避免剧烈运动以降低骨折风险。多晒太阳合成维生素 D，促进钙的吸收和利用。增加含钙食物摄入量，如牛奶、虾皮、海带、豆制品等。

### ❀ 201. 慢阻肺患者如何预防骨质疏松？

保持适当运动（如散步、太极拳），避免剧烈运动导致呼吸困难；保持均衡饮食，摄入足够钙、磷和维生素 D 等营养素；戒烟，烟草中的有害物质会破坏骨骼细胞；定期接受骨密度检查，评估骨骼健康状况，及时发现骨质疏松并采取措施；如果病情需要用口服激素治疗，建议在医师指导下应用，避免长期服用。

## 五、慢阻肺合并糖尿病

### ❀ 202. 慢阻肺患者为什么容易合并糖尿病?

慢阻肺和糖尿病存在共同的危险因素就是吸烟，吸烟除了对肺功能造成影响，还通过氧化应激，使体内氧化与抗氧化作用失衡，产生大量氧化中间产物，该炎性反应使血管内皮功能失调，从而引起胰岛素抵抗。此外，烟草中的尼古丁也可直接损害胰岛细胞及胰岛素受体的敏感性，影响血糖的控制。

### ❀ 203. 慢阻肺合并糖尿病有哪些危害?

糖尿病会让身体的白细胞吞噬能力降低，机体抵抗力下降，导致患者更容易感染细菌和病毒。糖尿病还可通过影响神经和血管，导致慢阻肺症状加重、肺功能下降。而且降糖药物可能加重慢阻肺症状，使治疗更为困难。

### ❀ 204. 慢阻肺合并糖尿病如何长期管理?

针对慢阻肺与糖尿病共病患者的长期管理，需要全方位多角度考虑。患者需保持良好的饮食习惯，避免高糖高脂食物，增加蔬菜和水果摄入。保持适当运动量，如散步、游泳、瑜伽等，增强身体素质和免疫力。定期随访检查，规律使用药物，避免滥用药物。戒烟限酒，避免对肺部和胰腺造成进一步损害。心理支持，与家人和朋友保持良好沟通，缓解心理压力。增强自我管理意识，了解病情，学会合理饮食、规律用药、适当运动等。

### ❀ 205. 慢阻肺患者如何预防糖尿病?

长期吸烟是慢阻肺和糖尿病的危险因素，戒烟对预防这两种疾病有重要意义。积极治疗慢阻肺可避免病情加重和长期使用激素，全身运动及呼吸锻炼可改善患者的生活质量和预后。密切观察血糖变化，及时就医干预对预防和治疗这两种疾病至关重要。

## 六、慢阻肺合并胃食管反流病

### ❖ 206. 慢阻肺患者为什么容易合并胃食管反流病？

胃食管反流病是常见的消化系统疾病，有"烧心"（胃灼热）、反酸、胸痛等症状。慢阻肺患者容易并发胃食管反流病，原因包括药物导致胃肠道不适，吸烟增加胃酸分泌和降低食管下括约肌张力，不良饮食习惯和心理因素影响胃肠道功能，以及身体姿势导致腹部压力增加。综合管理控制因素有助于减少胃食管反流病发生，提高慢阻肺患者生存质量。

### ❖ 207. 慢阻肺合并胃食管反流病有哪些危害？

食管内的酸性物质会刺激气道产生炎症反应，导致气管发生收缩。因此胃食管反流病情的加重会进一步加剧慢阻肺的临床症状，引发慢阻肺的急性发作，同时也会影响慢阻肺的病程进展。慢阻肺与胃食管反流病的合并存在，会致使患者的生活质量进一步下降，并增加医疗费用的支出。

### ❖ 208. 慢阻肺患者合并胃食管反流病应如何治疗？

首先，应积极对慢阻肺进行对症治疗。其次，采用口服药物，包括抑酸药物、胃黏膜保护剂及胃动力药物等，以缓解胃食管反流病相关症状。此外，应注重控制体重，采用垫高枕头的睡姿，避免摄入烟草和酒精等刺激性食物，并保持良好的心情状态。

### ❖ 209. 慢阻肺患者如何预防胃食管反流病？

饮食宜清淡，避免摄入过多促进反流的高脂肪食物，应选择煮、炖、烩等烹调方式，少用煎炸。少食多餐，不宜饱食，尤其是睡前 4 小时内不宜进食。避免长久增加腹压的生活习惯，如穿紧身衣及束紧腰带等。调整睡姿，取左侧卧位，降低腹压，减少反流发生，必要时可床头抬高10cm。慎用损害胃黏膜的阿司匹林等非甾体抗炎药和激素类药物，以免导致胃食管反流病发生。

## 七、慢阻肺合并支气管扩张

### ❀ 210. 慢阻肺患者为什么容易合并支气管扩张?

慢阻肺患者在急性加重期往往伴随着下呼吸道感染,炎症反应可以引发一系列的结构损伤。炎症会破坏上皮细胞的完整性,损害纤毛细胞清除功能,同时大量产生黏液。这些变化会形成恶性循环,持续的气道炎症和气道重塑导致肺的结构发生变化,最终可能进展为支气管扩张。

### ❀ 211. 慢阻肺合并支气管扩张有哪些危害?

合并支气管扩张时,慢阻肺患者会出现咳嗽和咳痰的症状,且症状会逐渐加重,从而对患者的生活质量产生不利影响。支气管扩张可能导致气道阻塞,从而加剧慢阻肺疾病的症状,严重时可能引发呼吸衰竭。当慢阻肺与支气管扩张合并时,如病情严重,会出现气道阻塞、肺不张、肺淤血等严重并发症,甚至对患者的生命安全构成威胁。

### ❀ 212. 慢阻肺患者合并支气管扩张应如何治疗?

对于合并支气管扩张的慢阻肺患者,在疾病稳定期,无咳嗽、咳痰加重,无发热,无明显不适时,不必给予抗生素治疗,重点在于提高机体免疫力,可使用一些免疫调节剂,以增强抵抗力,有助于减少呼吸道感染和预防支气管扩张急性发作;当出现咳嗽、咳痰加重,咳黄绿色脓痰、发热等症状时,说明炎症进展,此时应积极治疗,保持呼吸道通畅,积极控制感染,应对咯血的处理。

### ❀ 213. 慢阻肺患者如何预防支气管扩张?

戒烟戒酒可以避免对呼吸道和肺部造成刺激,减少肺部感染的风险。保持室内空气流通可以减少空气中有害物质对呼吸道的刺激,预防支气管扩张。积极治疗慢阻肺可以控制病情发展,减少支气管扩张的发病风险。增加免疫力可以帮助身体抵抗细菌、病毒等外源性感染,预防支气管扩张。

## 八、慢阻肺合并阻塞性睡眠呼吸暂停

### ❀ 214. 慢阻肺患者为什么容易合并阻塞性睡眠呼吸暂停?

慢阻肺和阻塞性睡眠呼吸暂停存在一些共同的机制,二者都和吸烟相关，且均会引起低氧，低氧进一步导致氧化应激、炎症因子的增加，从而进一步损伤血管内皮、引起动脉粥样硬化和心血管并发症，而这些病理变化还可以相互作用，形成恶性循环。

## 215. 慢阻肺合并阻塞性睡眠呼吸暂停有哪些危害？

在慢阻肺患者中，阻塞性睡眠呼吸暂停低通气综合征（OSAHS）的患病率较高。OSAHS 的发生会导致患者持续缺氧，肺储备能力下降，肺功能减退，从而加重慢阻肺患者的症状，如呼吸困难、高碳酸血症和低氧血症等，甚至出现严重的呼吸衰竭，可能导致昏迷、呼吸抑制，甚至突然出现心搏、呼吸暂停导致死亡。

## 216. 慢阻肺患者合并阻塞性睡眠呼吸暂停应如何治疗？

慢阻肺合并阻塞性睡眠呼吸暂停患者，应采取综合治疗措施。药物治疗包括使用支气管扩张剂、抗炎药、镇静剂等。调整生活习惯如戒烟、健康饮食和适当运动。如药物治疗和生活习惯调整无法有效缓解症状，需考虑接受手术治疗或无创正压通气治疗。加强呼吸肌训练如使用呼吸机进行辅助呼吸训练，使用吸氧机提高血氧饱和度。综合治疗措施可缓解症状，提高患者生活质量。

## 217. 慢阻肺患者如何预防阻塞性睡眠呼吸暂停？

慢阻肺患者需要采取一系列措施来预防发生阻塞性睡眠呼吸暂停。

（1）避免使用加重睡眠呼吸暂停症状的镇静药物和酒精。

（2）患者避免仰卧睡觉，尽量采取侧卧位睡眠姿势，这样可减少呼吸道阻塞的风险。

（3）患者可以通过锻炼增强肌肉力量，保持健康的体重，避免吸烟和减少环境污染等措施来降低阻塞性睡眠呼吸暂停的发生风险。通过这些措施的采取，慢阻肺患者可以更好地管理自身疾病，并预防阻塞性睡眠呼吸暂停的发生。

# 第四章
# 其他慢性呼吸系统疾病

## 第一节　支气管哮喘

### 一、支气管哮喘的概述

#### ❖ 218. 什么是支气管哮喘？

支气管哮喘是多种细胞和细胞组分参与导致的气道炎症，临床表现为反复发作的喘息、气急，伴或不伴胸闷或咳嗽等症状，同时伴有气道高反应性和可变的气流受限，随着病程延长可导致气道改变，即气道重塑。

#### ❖ 219. 支气管哮喘和慢性阻塞性肺疾病有什么不同？

支气管哮喘是慢性非特异性炎症性疾病，属于过敏性气道炎症，特征是气道高反应性和可逆性呼气气流受限，症状包括喘息、气促、胸闷和咳嗽等，气流受限广泛且多变。慢性阻塞性肺疾病是进行性呼吸系统疾病，包括慢性支气管炎和肺气肿表现，特征是进行性呼吸困难、咳嗽、咳痰和喘息等呼吸道症状，通常出现进行性不可逆的呼气气流受限。

### 二、支气管哮喘的病因及流行病学

#### ❖ 220. 支气管哮喘的病因是什么？

哮喘病因复杂，受遗传和环境因素影响。哮喘与多基因遗传有关，亲属患病率高于群体患病率，亲缘关系越近患病率越高。父母或亲属有哮喘、特应性皮炎或其他过敏性疾病，都会导致子女哮喘患病风险增加。环境因素包括室内变应原、室外变应原、职业性变应原、食物、药物和非变应原性因素，如大气污染、吸烟、运动、肥胖等。

## ❀ 221. 支气管哮喘的流行病学如何？

根据 2015 年全球疾病负担研究报告，采用标准哮喘问卷（哮喘定义为受访者自报被医生诊断为哮喘，或在研究前 12 个月出现喘息症状）进行流行病学调查显示，全球哮喘患者数量为 3.58 亿，哮喘患病率相较于 1990 年增加了 12.6%。在亚洲地区，成人哮喘患病率范围为 0.7% ～ 11.9%（平均患病率不超过 5%），近年来哮喘平均患病率也呈现出上升趋势。

## ❀ 222. 我国支气管哮喘的控制现状如何？

中国大陆地区在 2012 年 11 月至 2013 年 6 月期间，通过调查 48 家教学医院呼吸专科就诊的 17 岁以上的 4125 例哮喘患者，对哮喘控制状况以及危险因素进行了评估。根据哮喘控制测试评分方法，只有 44.9% 的患者达到了哮喘控制，而 55.1% 的患者未达到哮喘控制。考虑到我国边远地区和基层医院哮喘患者的情况，其哮喘控制率可能更低。

## ❀ 223. 支气管哮喘发作的诱因是什么？

支气管哮喘发作的诱因有很多，其中包括气候变化、运动、呼吸道感染、精神和心理因素、微量元素缺乏、药物（比如阿司匹林、普萘洛尔、乙酰胆碱和新斯的明），这些因素都有可能诱发或刺激加重哮喘。

## ❀ 224. 支气管哮喘发病的过敏原有哪些？

支气管哮喘的发病与多种过敏原有关。

（1）常见的吸入性变应原包括家禽、家畜身上脱落的皮屑，衣着上脱落的纤维，风媒传播的花粉，空气中飞扬的细菌、真菌等微生物和尘螨等昆虫以及尘土和某些化学物质；油烟和职业性吸入物也属于此类。

（2）摄入性变应原主要指经口腔进入的食品，如牛奶、鸡蛋、鱼、虾、蟹及海鲜等，以及引起过敏反应的药物。

（3）接触性变应原包括某些日用化妆品、外敷的膏药以及外用的各种药物。

## ❀ 225. 哪些人容易患支气管哮喘？

（1）家族里有人得过哮喘或者过敏性疾病的，本人也有过敏的病史，都是容易得的。

（2）呼吸道比较敏感，致使气道反应性过高者。

（3）有肺部感染、支气管炎等呼吸系统疾病者也要小心。

（4）长期吸入化学物质、粉尘、二手烟等刺激物者。

## ✿ 226. 支气管哮喘会遗传吗？

支气管哮喘具有清晰的家族聚集性，这表明哮喘的发生与遗传有密切关联。然而，哮喘属于"多基因病"，这意味着环境因素也在本病的发病中起到了重要作用。因此，遗传仅决定了患者的过敏体质，即个体是否容易对各种环境因素产生变态反应，以及是否易于发展为哮喘。然而，要引发哮喘，必须有环境因素如过敏原和激发因素的存在。

# 三、支气管哮喘的诊断

## ✿ 227. 支气管哮喘有哪些表现？

（1）咳嗽是支气管哮喘的常见临床表现之一，其产生是由于气道炎症和支气管痉挛所引起的。

（2）哮喘的典型临床表现包括喘息和呼吸困难，哮喘发作时，患者可能会感到胸闷、胸紧、气短以及呼吸困难等胸部不适或疼痛等。如果哮喘发作严重且持续时间较长，患者可能会感到胸痛，与呼吸肌过度疲劳和拉伤有关。

## ✿ 228. 支气管哮喘如何诊断？

支气管哮喘诊断依赖于临床表现、听诊及特定肺功能测试。医生根据患者喘息性咳嗽和过敏原刺激症状初步判断哮喘可能。听诊器检查肺部，若有呼吸啰音及急促现象可能提示哮喘。肺功能测试如一秒钟通气量和用力肺活量的比值、支气管激发和舒张试验、峰流速试验异常，有助于确诊哮喘。典型哮喘症状和体征结合客观检查结果(可变气流受限)可确诊哮喘。

## ✿ 229. 支气管哮喘有哪些分期？

哮喘可分为急性发作期、慢性持续期和临床控制期这三个阶段。在急性发作期，哮喘症状会加重，呼气流量会降低，通常是由接触变应原等因素所诱发的。在慢性持续期，每周会出现不同程度的症状。而临床控制期则指哮喘无症状持续 4 周以上，且在 1 年内没有发作，同时肺功能表现正常。

## 230. 支气管哮喘需要与哪些疾病鉴别？

哮喘急性发作时，患者都会有不同程度的呼吸困难。呼吸困难的第一症状就是气促，患者的主诉就是胸闷、憋气、胸部压迫感。但任何原因的缺氧也可出现类似症状，由此可见，胸闷、憋气不是哮喘特有，应注意区别，以免导致误诊或误治。非哮喘所致的呼吸困难可见于慢性支气管炎和慢阻肺、心源性哮喘、肺癌、胸腔积液、自发性气胸、肺栓塞、弥漫性肺间质纤维化等。

## 231. 支气管哮喘有哪些并发症？

哮喘患者的病程可逆，但少数患者因气道炎症持续存在，肺功能损害严重，或急性发作抢救不及时，或药物使用不当引起并发症，如肺气肿和肺心病、呼吸衰竭、呼吸骤停、气胸和纵隔气肿、过敏性支气管肺曲霉菌病、心律失常和休克、闭锁肺综合征、胸廓畸形、生长发育迟缓等。

## 232. 如何判断支气管哮喘的控制水平？

根据患者症状、体征、用药情况和肺功能检查结果，评估哮喘控制水平（ACT 评分），分为完全控制（25 分）、部分控制（20～24 分）和未控制（＜20 分）三个等级。不同等级治疗方案和用药调整策略不同，准确评估对于制订有效的治疗方案至关重要。

## 233. 什么是重症哮喘？

重症哮喘就是在过去一年，患者需用 GINA 推荐的第四或五级药物控制哮喘或治疗无效。重症哮喘分为两种情况：一种是减少或停用药物后哮喘失控，另一种是需用第五级药物。前者为单纯重症哮喘，后者为重症难治性哮喘。符合重症哮喘定义的患者未来面临高风险，包括疾病本身和药物不良反应的风险。

## 234. 什么是难治性哮喘？

难治性哮喘是指采用包括吸入糖皮质激素和长效 $\beta_2$ 受体激动药两种或更多种的控制药物，治疗至少 6 个月仍无法达到良好控制的哮喘。排除患者治疗依从性不佳以及诱发或加剧哮喘的因素后，给予高剂量吸入糖皮质激素联合或不联合口服激素，同时加用白三烯调节剂、抗 IgE 抗体联合治疗等多种手段，可有效控制难治性哮喘。免疫抑制剂和支气管热成形术等也是可选的治疗药物和手段。

# 四、支气管哮喘的综合治疗

## 235. 支气管哮喘的治疗目标是什么？

尽管哮喘目前无法彻底治愈，但通过长期规范化的治疗，大多数患者可以实现良好的或完全的临床控制。哮喘治疗的主要目标是在使用最小有效剂量的药物甚至不使用药物的基础上，长期控制症状，并预防未来风险的发生，从而实现对哮喘的有效管理，使患者可以像正常人一样生活、学习和工作。

## 236. 支气管哮喘急性发作期如何治疗？

哮喘急性发作期的治疗目标：缓解气道痉挛，纠正低氧血症，恢复肺功能，预防恶化或再次发作，防治并发症。①轻度：定量喷雾吸入剂（MDI）吸入短效 $\beta_2$ 受体激动药（SABA），每 20 分钟 1～2 喷，随后可调整为每 3～4 小时 1～2 喷。②中度：吸入 SABA（常用雾化吸入），联合应用雾化吸入短效抗胆碱药、激素混悬液，也可联合静脉注射茶碱类。③重度至危重度：持续雾化吸入 SABA，联合雾化吸入短效抗胆碱药、激素混悬液及静脉应用茶碱类药物，吸氧。尽早静脉应用激素，病情控制后改为口服给药。

## 237. 支气管哮喘的药物如何减量？

在哮喘得到控制并稳定维持至少 3 个月后，且肺部功能呈现稳定水平，可以实施降级治疗方案。具体的减量方案如下：对于单独使用中至高剂量激素的患者，可以将剂量减少 50%；对于单独使用低剂量激素的患者，可以考虑改为每日用药一次。对于同时使用吸入性糖皮质激素（ICS）和长效 $\beta_2$ 受体激动药（LABA）的患者，可以先将 ICS 剂量减少 50%，并继续使用联合治疗。当达到低剂量联合治疗阶段时，可以选择改为每日一次联合用药或者停用 LABA，只使用 ICS 进行治疗。

## ❀ 238. 支气管哮喘的药物能停用吗？

支气管哮喘是慢性疾病，需要长期用药控制症状，不能随意停用药物。哮喘症状得到有效控制后，停用药物可能使症状复发甚至加重，对身体和心理健康造成负面影响，影响日常生活和工作表现。因此，我们应制订长期治疗计划，尽可能减少药物的使用量，因此一些患者需要长期使用小剂量药物维持哮喘控制。

## ❀ 239. 手术能治疗支气管哮喘吗？

对于哮喘重症患者，药物治疗无效时，支气管热成形术（BT）成为救命手段。该治疗适用于 18 岁以上，病情严重且持续，常规吸入性糖皮质激素和长效 $\beta_2$ 受体激动药治疗效果不佳，但能够耐受支气管镜检查的患者。通过消除异常增生的平滑肌，降低哮喘急性发作、减少住院和急诊就医频次、改善哮喘控制水平，并显著提高难治性哮喘患者的生活质量。

## ❀ 240. 支气管哮喘能够治愈吗？

支气管哮喘不能根治，但是通过有效、正确的治疗方式，哮喘未发展为肺气肿时，通常临床缓解率可达 95% 以上，且能降低复发概率，达到数年间感冒或者是存在诱发因素时不发作，甚至病情轻微者可数十年不复发。

# 五、支气管哮喘的药物治疗

## ❀ 241. 支气管哮喘治疗药物分类有哪些？

（1）控制药物是指长期使用的，可以起到抗炎作用，帮助维持哮喘控制的药物，包括激素、全身用激素、白三烯调节剂、LABA、缓释茶碱、色甘酸钠及抗 IgE 抗体等。

（2）缓解药物就是指按需使用的药物，可以迅速解除支气管痉挛，缓解哮喘的症状，包括速效吸入 $\beta_2$ 受体激动剂、全身用激素、吸入性抗胆碱药、短效茶碱等。

## ❀ 242. 支气管哮喘患者为什么首选吸入治疗？

吸入药物直接作用气道，无须肝脏和血液循环代谢，生物利用度高，起效迅速，且剂量小。药物在局部可稀释分泌物、抗炎和缓解支气管痉挛，有效抑制炎症进展。吸入器小巧，使用方便，药效易保持，是各类哮喘患者治疗的首选给药方式。

## 243. 糖皮质激素如何控制支气管哮喘？

激素是最有效的控制气道炎症的药物，激素通过作用于气道炎症形成过程中的诸多环节，如抑制嗜酸性粒细胞等炎症细胞在气道的聚集，抑制炎症因子的生成和介质释放，增强平滑肌细胞 $\beta_2$ 受体的反应性等，有效抑制气道炎症，从而控制支气管哮喘。

## 244. 哮喘能否长期应用口服激素治疗？

口服激素可用于中度哮喘或慢性持续哮喘的吸入大剂量激素联合治疗无效时，也可作为静脉用激素后的后续治疗。长期口服激素会有副作用，如骨质疏松、高血压、糖尿病、下丘脑 - 垂体 - 肾上腺轴功能受抑制、肥胖、白内障、青光眼、皮薄导致皮纹和瘀斑以及肌无力等，所以考虑长期应用口服激素治疗哮喘时，需权衡效果和潜在副作用。医生也会根据患者具体情况和需求制订个性化方案，使副作用最小化，效果最大化。

## 245. 如何减少口服激素的副作用？

尽量减少糖皮质激素的应用，同时也注意严格控制好药物的剂量和用药的时间，病情允许的情况下，需要逐渐减量，然后进行停药，不要突然性地停药。应用药物期间也要严格控制饮食，尽量少吃热量偏高的食物，同时也要注意适当补充一些钙剂，这样就会有效地减少糖皮质激素的不良反应。

## 246. 什么是吸入性激素？

吸入性激素是一种局部激素，用于治疗呼吸系统疾病，如哮喘、慢性阻塞性肺疾病等。它可以通过吸入器或雾化器吸入呼吸道，达到缓解炎症、减轻症状的目的。吸入性激素的优点是药物直接作用于呼吸道，需要的剂量比较小，而且不会对身体其他部位产生影响。

## 247. 如何减少吸入性激素的副作用？

患者应在医生指导下使用能够维持哮喘控制的最低激素剂量，吸入后及时漱口洗脸，避免口腔黏膜产生真菌，减少药物对皮肤的刺激。通过定期检查，关注病情变化，及时调整用药，掌握正确的吸入方法，使药物达到最佳疗效，减少药物副作用的风险。

## ❋ 248. $β_2$ 受体激动剂如何控制支气管哮喘？

$β_2$ 受体激动剂是治疗支气管哮喘的一类药物，它可以激动呼吸道的 $β_2$ 受体，激活腺苷酸环化酶，使细胞内的环磷酸腺苷（cAMP）含量增加，游离 $Ca^{2+}$ 减少，从而松弛支气管平滑肌，是控制哮喘急性发作的首选药物。

## ❋ 249. 什么是吸入性激素 + 长效 $β_2$ 受体激动剂复合制剂？

吸入激素加长效 $β_2$ 受体激动药（ICS+LABA）的复合制剂是由两种不同种类的药物组成：吸入性糖皮质激素（ICS）和长效 $β_2$ 受体激动药（LABA）。ICS 作为抗炎药物，能够通过减少气道炎症和肿胀，减轻哮喘的症状。LABA 作为 $β_2$ 受体激动药，能够扩张气道，进一步缓解哮喘的症状。

## ❋ 250. 白三烯调节剂如何控制支气管哮喘？

白三烯调节剂通过调节白三烯的生物活性而发挥抗炎作用，同时可以舒张支气管平滑肌，是目前除吸入性糖皮质激素（ICS）外唯一可单独应用的哮喘控制性药物，可作为轻度哮喘 ICS 的替代治疗药物和中、重度哮喘的联合治疗用药，尤其适用于阿司匹林哮喘、运动性哮喘和伴有过敏性鼻炎哮喘患者的治疗。常用药物有孟鲁司特和扎鲁司特。

## ❋ 251. 茶碱如何控制支气管哮喘？

茶碱是治疗哮喘的一种药物，其主要作用机制在于通过抑制磷酸二酯酶的活性，减少细胞内环磷酸腺苷（cAMP）和环磷酸鸟苷（cGMP）的水解，从而促使平滑肌舒张，达到支气管扩张的效果。

## ❋ 252. 抗胆碱药如何控制支气管哮喘？

抗胆碱药通过抑制胆碱能活性，减轻支气管平滑肌的收缩，从而实现支气管扩张。此类药物包括短效抗胆碱药（SAMA）和长效抗胆碱药（LAMA）。异丙托溴铵等短效抗胆碱药主要用于缓解成人和儿童哮喘患者在急性发作时的症状，尤其适宜与 SABA 联合使用。相比之下，长效抗胆碱药如噻托溴铵虽然具有一定的支气管舒张作用，但比 $\beta_2$ 受体激动药的效果较弱，且起效较慢。

## ✿ 253. 甲磺司特如何控制支气管哮喘?

甲磺司特是一种新型药物，可选择性地抑制 T 辅助细胞（$Th_2$）的活性，其通过抑制白细胞介素 -4、白细胞介素 -5 的产生以及血清免疫球蛋白 E 的合成，减少嗜酸性粒细胞浸润，从而降低气道高反应性以达到治疗目的。该药可帮助改善激素依赖性哮喘患者的肺功能和临床症状，并可协助减少激素的用量。甲磺司特还适用于辅助治疗过敏性哮喘、过敏性鼻炎及特应性皮炎等疾病。

## ✿ 254. 什么是支气管哮喘的生物靶向治疗?

支气管哮喘的生物靶向治疗是利用生物技术干预特定的细胞或分子，调节免疫反应、减轻炎症，抑制炎症细胞浸润和炎症因子的释放，缓解哮喘症状，具有个体化和精准化的特点。具体包括针对 IgE、生长因子受体、趋化因子受体、细胞因子的靶向治疗。近年来，针对高 $Th_2$ 表型哮喘患者的生物靶向治疗药物成为哮喘新药开发的热点之一。已经上市的治疗哮喘的生物靶向药物包括抗 IgE 单克隆抗体、抗 IL-5 单克隆抗体、抗 IL-5 受体单克隆抗体和抗 IL-4 受体单克隆抗体，这些药物主要用于重度哮喘患者的治疗。

## ✿ 255. 什么是过敏原特异性免疫治疗?

过敏原特异性免疫治疗（AIT），又称脱敏治疗，是一种通过让患者反复接触逐渐增加剂量的过敏原提取物，促使机体免疫系统对此类过敏原产生耐受性，从而控制或减轻过敏症状的治疗方法。据世界卫生组织分类，此方法属于"对因治疗"，是唯一可阻断或逆转过敏性疾病自然进程的疗法。

## ✿ 256. 支气管哮喘发作时需要用抗生素吗?

哮喘发作的诱因包括过敏原、上呼吸道感染、心理因素、运动、药物等，其中上呼吸道病毒性感染（比如感冒或流行性感冒）是哮喘加重的最常见原因。上呼吸道感染大多数是病毒性感染（尤其是合胞病毒和鼻病毒感染），用抗生素无效；只有一小部分是细菌感染，当引起肺部感染时，可明显加重哮喘患者的症状，这时才考虑使用抗生素。

## 六、特殊类型哮喘

### ❖ 257. 什么是咳嗽变异性哮喘？

咳嗽变异性哮喘（CVA）是指以慢性咳嗽为唯一或主要临床表现，无明显喘息、气促等症状，但存在气道高反应性的一种不典型哮喘。CVA的主要表现为刺激性干咳，通常咳嗽较剧烈，夜间咳嗽为其重要特征。在剧烈咳嗽时可伴有呼吸不畅、胸闷、呼吸困难等表现，常伴发过敏性鼻炎。感冒、异味、油烟和冷空气容易诱发或加重咳嗽。部分患者的发病有季节性。

### ❖ 258. 什么是胸闷变异性哮喘？

近年来我国专家发现存在以胸闷为唯一症状的不典型哮喘,命名为"胸闷变异性哮喘（CTVA）"，这类患者以中青年多见，起病隐匿，胸闷可在活动后诱发，部分患者夜间发作较为频繁，没有反复发作的喘息、气促等典型的哮喘表现，常伴有焦虑。肺部听诊没有哮鸣音，具有气道高反应性、可逆性气流受限及典型哮喘的病理生理特征，ICS 或 ICS+LABA 治疗有效。

### ❖ 259. 什么是围手术期哮喘？

围手术期哮喘是指在进行手术前、手术中或手术后，由于各种原因导致的支气管痉挛、气道炎症和气道高反应性，从而出现喘息、气急、胸闷、咳嗽等症状的疾病状态。围手术期哮喘不仅会影响手术效果，延长恢复时间，还可能增加术后并发症的风险。因此，对于围手术期哮喘患者，术前应进行充分的评估与准备，术中密切观察病情变化，术后加强护理和预防措施，以减少哮喘发作的风险和危害。

### ❖ 260. 什么是药物诱发性哮喘？

药物诱发性哮喘（DIA）是在使用某些药物后引发的哮喘发作。常见的诱发哮喘的药物有非甾体抗炎药物（NSAID），此外还有降压药、β 受体阻滞剂、抗胆碱酯酶药、抗生素和某些生物制剂。哮喘患者在服用阿司匹林等非甾体抗炎药（NSAID）后可能出现急性哮喘发作，称为阿司匹林性哮喘（AIA）。预防 DIA 最有效的方法是避免再次使用该类药物。

### 261. 什么是妊娠期哮喘？

妊娠期哮喘是孕妇在妊娠期间发生的哮喘病。4% ～ 8% 的孕妇患有哮喘，其中约 1/3 在妊娠期间病情加重，通常发生在第 24 ～ 36 周。妊娠期前 3 个月体重增加超过 5kg 与哮喘急性加重风险正相关，且急性加重风险随体重增长而增加。妊娠期哮喘对孕妇和胎儿健康都有影响，如导致子痫、妊娠高血压综合征，围产期病死率、早产和低体重儿发生率的增加。妊娠期哮喘治疗原则与典型哮喘相同，但需考虑妊娠安全性慎重选择治疗方法，停用 ICS 可能导致哮喘急性发作。

### 262. 什么是月经期哮喘？

月经性哮喘是指妇女在月经前后规律性发作的哮喘，分为月经前哮喘和月经期哮喘。诊断依据为在月经前后出现规律性哮喘且排除其他原因引起的喘息。治疗原则与典型哮喘类似，可口服酮替芬、孟鲁司特等药物预防哮喘发作，适时使用黄体酮肌内注射，酌情使用炔羟雄烯唑。

### 263. 什么是运动性哮喘？

运动性哮喘是一种由运动诱发的哮喘，通常在年轻人群中较为常见。其发病机制尚不完全清楚，可能与运动过程中呼吸加快、吸入冷空气等多种因素有关。表现为运动时突然出现喘息、咳嗽、胸闷等症状，严重时甚至可能出现呼吸困难。对于运动性哮喘患者来说，应尽量避免诱发因素，同时采取相应的治疗措施，如使用药物、进行免疫治疗等。

### 264. 什么是伴胃食管反流的支气管哮喘？

伴胃食管反流的支气管哮喘是指胃食管反流时胃液常可反流至呼吸道而引起鼻炎、咽炎、喉炎、气管炎甚至是哮喘样的发作。针对该病的治疗，研究表明，抗反流治疗可以改善伴胃食管反流的支气管哮喘患者的症状。

# 七、支气管哮喘的自我管理

## 265. 支气管哮喘患者应该如何自我管理？

（1）找到过敏原并尽量避免接触。

（2）长期规律吸入哮喘控制药物治疗，定期复查可以评估哮喘的控制情况。

（3）学会哮喘发作自我紧急处置方法，避免感染和剧烈运动。

（4）关注气候变化，做好防寒保暖。

（5）避免吸烟和被动吸烟，心理健康和饮食习惯也应注意。

## 266. 支气管哮喘患者需要注意哪些生活事项？

首先，应采取措施避免接触可能引发过敏的物质，例如花粉、灰尘、宠物毛发等。家中不宜种植花草，也不宜饲养宠物，并应定期打扫房间和清洗床上用品。其次，应坚决戒烟，并避免接触具有刺激性气味的气体，如烟雾等。为应对突发的过敏症状，建议随身携带万托林以便及时吸入。在饮食方面，应以清淡为主，避免食用过于辛辣、油腻或刺激性的食物。最后，必须注意不要随意使用不明成分的药物，并在吸入糖皮质激素后仔细进行漱口。

## 267. 支气管哮喘患者如何监测病情？

（1）记录症状。记录白天和晚上哮喘症状发作次数，以及每周或者每个月发作的次数，有助于医生了解病情发展情况。

（2）测量肺功能。可以用肺功能仪器来测肺活量和呼气流量峰值（PEF），以帮助了解哮喘是否影响到肺功能。

（3）观察呼吸道反应，关注呼吸道是不是容易受到刺激而出现咳嗽、喘息等症状，这些症状可能就是哮喘发作的信号。

## 268. 支气管哮喘患者应规避哪些过敏原？

支气管哮喘患者应避免接触过敏原，以减少哮喘发作，如尘螨、霉菌、花粉等，以减少哮喘发作。措施包括每周热水洗床单并晾晒、开窗通风、保持干燥、不养宠物、外出戴口罩、使用空气滤清器等。空气污染严重时减少户外活动，戒烟以避免哮喘发作风险增加。

## 269. 支气管哮喘患者如何正确使用药物?

（1）了解药物的用法、用量、副作用等信息，以便更好地掌握药物的使用方法。

（2）遵照医生建议，定时用药，不要随意更改用药时间或剂量。

（3）学会正确使用吸入装置，因吸入装置操作比较复杂，使用时需要注意正确的姿势和呼吸方法，以确保药物能够到达肺部。

## 270. 支气管哮喘患者如何避免感染?

尽量避免去人群密集的公共场所，以免被细菌、病毒等病原体感染。适当的锻炼可以提高身体免疫力，增强抵抗力。多吃新鲜蔬菜、水果等富含维生素的食物，增强身体免疫力。定期开窗通风，保持室内空气流通。注意保暖，避免受凉。

## 271. 支气管哮喘患者如何饮食?

支气管哮喘患者的饮食宜清淡，少刺激，不宜过饱、过咸、过甜，忌生冷、酒、辛辣等刺激性食物。过敏性体质者宜少食异性蛋白类食物，多食植物性大豆蛋白，如豆类及豆制品等。饮食要保证各种营养素的充足和平衡，特别应增加抗氧化营养素如 β- 胡萝卜素、维生素 C、维生素 E 及微量元素硒等。经常吃食用菌类能调节免疫功能，如香菇、蘑菇含香菇多糖、蘑菇多糖，可以增强人体抵抗力，减少支气管哮喘的发作。

## 272. 支气管哮喘患者能够养宠物吗?

一些研究表明，哮喘患者可能会对宠物皮屑、毛发、唾液和尿液等过敏原产生反应，从而导致哮喘发作。因此，如果是哮喘患者，最好在养宠物之前咨询医生的意见。如果决定养宠物，以下建议有助于减少过敏反应：定期清洁宠物及其生活环境，避免让宠物进入卧室或其他易受影响的区域，定期给宠物洗澡并梳理其毛发，避免与宠物分享毛巾、床单等物品。

## 273. 支气管哮喘患者能够养花和绿植吗?

在养花和绿植时，花粉、植物和霉菌等会对哮喘症状产生影响。一些哮喘患者可能对某些植物或花粉过敏，导致病情加重。哮喘患者能否养花种绿植需根据个人情况决定，要考虑过敏史和症状，尽量避免养可能导致过敏的植物，避免室内种过多植物导致霉菌滋生，同时保持室内干燥、通风良好。

# 第二节　肺血栓栓塞症（肺栓塞）

## 一、肺栓塞的概述

### ✦ 274. 什么是肺栓塞？

肺栓塞（PE）是由于内源性或外源性的栓子阻塞肺动脉主干或其分支引起肺循环和右心功能障碍的一组疾病或临床综合征的总称，包括肺血栓栓塞症、脂肪栓塞、羊水栓塞、空气栓塞、肿瘤栓塞等。其中，肺血栓栓塞症是肺栓塞最常见的类型，深静脉血栓是引起肺血栓栓塞症的主要血栓来源。

### ✦ 275. 什么是肺梗死后综合征？

肺栓塞后肺组织进一步发生肺出血或坏死即为肺梗死。肺梗死后综合征是指在肺梗死发生后 5 ～ 15 天，患者出现心肌炎、发热和胸骨后疼痛等症状。发病机制可能与多种因素相关，如局部缺血、炎症反应、免疫反应和血流动力学改变等。此时患者应及时就诊，以得到及时准确的诊治。

## 二、肺栓塞的病因及流行病学

### ✦ 276. 肺栓塞的病因是什么？

肺栓塞的病因复杂，主要涉及静脉血液淤滞、内皮损伤、高凝状态，以及遗传变异引发的反复静脉血栓形成。获得性因素包括手术、创伤、急性内科疾病、慢性疾病、抗磷脂综合征、肾病综合征、炎性肠病、骨髓增殖性疾病，以及恶性肿瘤等。此外，骨折、久站、久坐、静脉曲张、血栓性静脉炎、心肺疾病、创伤以及妊娠和避孕药等因素也可能增加患者罹患肺栓塞的风险。

### ✦ 277. 肺栓塞的患病率如何？

肺栓塞并不罕见，不仅在欧美等发达国家，全球范围内肺栓塞造成的死亡案例也不少。在美国，每年死于肺栓塞的患者至少为 65 万例。而在国内，随着生活方式改变、人口老龄化、医疗技术的进步等，肺栓塞的患病率也在逐渐上升。因此，肺栓塞并不是一种少见的疾病，而是一项需要引起足够重视的医疗问题。

### ❀ 278. 肺栓塞后会发生哪些病理生理变化？

肺栓塞后会产生肺动脉高压、右心衰竭、肺组织缺血、缺氧、肺泡毛细血管膜损伤、肺水肿等病理生理变化，导致呼吸功能不全、呼吸困难或呼吸衰竭，对患者生命质量产生严重影响，还可能导致肺不张和肺萎陷，影响呼吸功能和气体交换能力。因此，应对肺栓塞进行早期诊断和治疗。

### ❀ 279. 肺栓塞都是血栓引起的吗？

肺栓塞并非全部由血栓引起。肺栓塞是因各种栓子阻塞肺部动脉或其分支而引起的相应临床症状，这些栓子可以是血栓、气体栓塞或其他栓子。其中，肺血栓栓塞是最为常见的原因，占 75% ～ 90%，大多是由下肢深静脉血栓脱落阻塞肺动脉导致的。然而，并非所有肺栓塞都是由于血栓引起，如脂肪栓塞和羊水栓塞等也可以导致肺栓塞。

### ❀ 280. 哪些人容易患肺栓塞？

①中老年人，特别是 60 岁以上的老年人，以及有慢性肺部疾病的患者；②女性，特别是在激素变化和妊娠期等特殊时期；③有家族遗传性易栓症的人群，如蛋白 C、蛋白 S 缺乏等；④存在肥胖、长期卧床、静脉曲张、心力衰竭、肿瘤等情况的患者，以及近期有手术史或骨折史的人群。

### ❀ 281. 肺栓塞会遗传吗？

肺栓塞是一种呼吸系统的急诊病症，病因多样，包括下肢循环不畅、血液黏稠和血管损伤等，这些因素与遗传关系不大，因此肺栓塞并不会遗传给后代。尽管某些基因可能增加个体患肺栓塞的风险，但这并不能直接说明肺栓塞会遗传给后代。

## 三、肺栓塞的诊断

### ❀ 282. 肺栓塞有哪些临床表现？

肺栓塞的典型临床表现包括呼吸困难、发绀、胸痛、心动过速、血压波动，甚至烦躁不安。患者也可能出现轻微的咳嗽和咯血。这些症状往往随着病情恶化而加剧，严重时可能引发休克。在精神方面，往往表现出不同程度的焦虑，且焦虑程度与病情进展迅速、严重程度密切相关。

## 🏵 283. 肺栓塞如何诊断?

肺栓塞的诊断主要依据病史、临床表现、实验室检查和影像学检查。病史包括久坐、卧床、外伤或手术经历等。临床表现有呼吸困难、胸痛、咯血、咳嗽、晕厥、大汗淋漓等。实验室检查如血浆 D- 二聚体检测可提供线索。影像学检查如超声心动图、CT 肺动脉造影可发现肺栓塞证据。如患者出现疑似肺栓塞的症状，应及时就诊呼吸专业科室，获得准确的诊疗。

## 🏵 284. 血浆 D- 二聚体在肺栓塞诊断中的价值?

血浆 D- 二聚体能够反映肺栓塞的情况，它是纤维蛋白溶解的产物，当肺栓塞发生时，它的浓度就会升高，这个方法的敏感度高达 $92\% \sim 100\%$。不过，它的特异度比较低，只有 $40\% \sim 43\%$，所以它的诊断价值比较有限，主要用于排除其他疾病。D- 二聚体能够了解肺栓塞和凝血相关的疾病风险，排除诊断价值很大。

## 🏵 285. 肺栓塞发生后心电图会有哪些变化?

肺栓塞后，心电图可能出现以下变化：窦性心动过速（精神紧张、呼吸快时易出现）、ST-T 改变（易误诊为心肌梗死）、心律失常（如房性早搏、室性早搏、心房颤动，严重者心室颤动）。但肺栓塞心电图表现大部分不特异，部分正常。若出现典型肺栓塞改变如 $S_1Q_{III}T_{III}$，则高度怀疑肺栓塞。心电图对诊断肺栓塞不特异，无法确诊，只能辅助诊断怀疑。

## 🏵 286. 肺栓塞发生后胸部 X 线会有哪些变化?

肺栓塞后，胸部 X 线检查可显示肺部改变，包括肺浸润、肺梗死阴影、肺血管纹理变化、肺叶透亮度增加等，有助于评估和诊断。但这些征象无特异性，其他疾病也可能出现。部分患者在肺栓塞后胸部 X 线检查可能正常。

## 🏵 287. 肺栓塞后心脏超声有哪些变化?

肺栓塞诊断时，心脏超声可以提供很多关键信息，如患者是否出现右心室和右心房扩大、室间隔左移或心脏运动异常等，医生依据检查结果对患者预后进行评估。同时，心脏超声还能发现血栓，了解有无肺动脉高压，便于医生制订出有效的治疗方案。

### 288. 什么是肺通气及灌注显像？

肺通气及灌注显像是一种诊断肺栓塞的检查方法，可显示肺部通气和血流灌注情况。肺通气显像反映肺部通气功能，肺灌注显像反映肺部血流灌注功能。结合两者可以全面评估肺部情况，帮助诊断肺栓塞。

### 289. 什么是肺动脉造影？

肺动脉造影是一种使用造影剂对肺动脉进行显影的技术，旨在帮助诊断和评估肺动脉病变的严重程度、范围和性质。该技术通常通过股静脉或颈静脉途径将造影剂注入肺动脉，以便清晰地显示肺动脉的形态和结构，并评估是否存在异常病变。肺动脉造影是一种重要的诊断工具，对于评估肺动脉高压、肺栓塞等疾病具有重要意义。

### 290. 什么是 CT 肺动脉造影？

CT 肺动脉造影（CTPA）是诊断肺栓塞的关键技术，可以通过螺旋 CT 成像细致描绘段以上肺血管，三维重建升级影像为立体直观的三维视图，全方位观察栓塞部位、范围及程度，评估右心功能。CTPA 可以准确诊断肺栓塞，发现肺动脉高压，预测预后，为治疗策略提供依据。

## 四、深静脉血栓形成相关检查

### 291. 什么是深静脉血栓形成？

深静脉血栓形成（DVT）是一种常见的静脉回流障碍性病症，是指血液在深静脉内异常凝结，导致静脉回流受阻。深静脉血栓通常发生在下肢，但也可能发生在全身主干静脉。如果不及时治疗，可能会引发肺栓塞（PE）等严重并发症。DVT 与 PE 都属于静脉血栓栓塞症（VTE）的表现形式，是同种疾病在不同部位的表现。

### 292. 深静脉血栓形成和肺栓塞之间有什么关系？

深静脉血栓形成与肺栓塞紧密相关。当深静脉血栓脱落并流到肺动脉时，会导致肺动脉栓塞，患者会出现胸痛、咯血、呼吸困难等症状，严重时可导致猝死。深静脉血栓是肺血栓栓塞症的主要来源，肺栓塞的致死率和致残率都很高。为预防深静脉血栓形成和肺栓塞的发生，应尽量避免长时间久坐或卧床休息，并定期运动。高风险人群，如老年人、长期卧床患者等，应采取更积极的预防措施，定期检查、合理饮食、保持良好的生活习惯。

### 293. 肺栓塞为什么要行下肢深静脉检查？

肺栓塞之所以需要进行下肢深静脉检查，是因为肺栓塞的病因与下肢深静脉血栓形成密切相关。肺栓塞的最常见原因是下肢深静脉的血栓形成，这些血栓可能阻塞肺动脉或其分支，导致肺供血不足，从而引发肺栓塞。因此，进行下肢深静脉检查有助于及时发现和预防肺栓塞的发生。

## 五、肺栓塞的诊断策略、危险程度区分及临床可能性评分

### 294. 肺栓塞诊断策略有哪些？

肺栓塞诊断需采取系统性的策略，包括疑诊、确诊、求因、分层四个步骤。疑诊需关注患者是否存在深静脉血栓、心房颤动等高危因素，确诊需依靠 CTPA、D- 二聚体等辅助检查，求因需结合病史、症状、辅助检查进行分析，分层需制订针对性的治疗策略。综合各个环节，肺栓塞诊断既要依据症状和体征进行疑诊，也要通过辅助检查确诊，并在诊断后针对不同因素制订治疗方案。

### 295. 如何区分肺栓塞的危险程度？

肺栓塞的危险程度根据生命体征、栓塞面积、生物标志物和心脏彩超评估。肺栓塞患者分为高危、中危和低危，高危者肺栓塞血流动力学不稳定，中危者肺栓塞血流动力学稳定但有右心功能障碍，低危者肺栓塞生命体征平稳。

### 296. 什么是肺栓塞的临床可能性评分表？

肺栓塞的临床可能性评分表主要包括 Wells 评分和修订版 Geneva 评分。这两种评分均根据患者的病史和体征评估肺栓塞的可能性。Wells 评分根据患者的手术、骨折、肿瘤、心率、咯血等情况进行评分。评分 0 ～ 2

分表示可能性较小，≥ 3 分则表示可能性较大。修订版 Geneva 评分则涉及患者的手术、骨折、肿瘤、心率、咯血、下肢疼痛、下肢水肿和年龄等指标。修订版 Ceneva 评分三分类法：0 ~ 1 分为低度可能，2 ~ 4 分为中度可能，≥ 5 分为高度可能。

# 六、肺栓塞的治疗

## ✤ 297. 肺栓塞的治疗目标是什么？

肺栓塞的治疗目标主要是消除肺血管栓塞，缓解因栓塞所致的临床症状，并恢复或维持足够的循环血容量，防止血栓栓子再次形成。

## ✤ 298. 肺栓塞的一般支持治疗有哪些？

肺栓塞的支持治疗包括监控生命体征、卧床休息、镇咳镇痛、吸氧治疗及预防感染。患者卧床休息以减轻心脏负担，同时镇咳镇痛和吸氧缓解症状。预防感染包括使用抗生素，保持个人卫生和隔离感染源。制订治疗措施需密切关注患者需求，降低并发症风险。

## ✤ 299. 什么是肺栓塞的抗凝治疗？

肺栓塞的抗凝治疗指使用特定抗凝药物预防和治疗肺栓塞，抑制血液凝固，防止血栓形成和扩大。常见口服抗凝药为华法林，使用期间需监测凝血指标。新型直接口服抗凝药物例如利伐沙班，无须常规检测血凝指标。肝素和低分子肝素可用于急性期和高危患者。抗凝治疗可提高患者生存率，降低复发率，疗程一般为 3 个月，部分患者需终身抗凝治疗。

## ✤ 300. 使用肝素抗凝会引起血小板减少吗？

肝素是临床上常用的抗凝药物，研究发现，肝素治疗过程中有 20% ~ 30% 的患者会出现血小板数量减少。血小板数量减少程度有轻度至重度不等，严重时可能导致出血并发症。因此治疗时应定期监测血小板数量以便及时发现并处理。若发现血小板数量显著下降，应立即停用肝素并更换其他抗凝药物。

## ✤ 301. 常用低分子肝素的使用方法是什么？

低分子肝素是临床常用的抗凝药物，主要用于预防和治疗深静脉血栓、肺栓塞等血管疾病。使用时应根据患者体重、身高计算用药剂量，进行必要检查如凝血功能、血小板计数等，每日一次或两次皮下注射，注射部位可选腹部、大腿等，注射后需静候观察是否有过敏反应，使用期间应定期接受医生检查和评估。有出血倾向的患者应密切关注并随时调整用药剂量。

## ❀ 302. 什么是直接口服抗凝药？

直接口服抗凝药（DOAC）是直接抑制靶点产生抗凝作用的药物，包括直接 Xa 因子抑制剂和直接 II a 因子抑制剂。直接 Xa 因子抑制剂的代表药物包括利伐沙班、阿哌沙班和依度沙班等，直接凝血酶抑制剂代表药物是达比加群酯。使用利伐沙班或阿哌沙班时，初期需要给予负荷剂量，其中利伐沙班为 15mg，每日 2 次，持续 3 周；阿哌沙班为 10mg，每日 2 次，持续 1 周。如果选择达比加群或依度沙班，则应先给予胃肠外抗凝药物 5 ~ 14 天。

## ❀ 303. 口服抗凝药物时出血怎么办？

患者口服华法林后出血，轻微出血可监测国际标准化比值（INR）调整华法林剂量或暂停一次服药；严重出血需暂停抗凝药并采取止血措施，可使用维生素 K 或凝血酶抑制剂促进凝血。患者口服直接口服抗凝药后出血，由于目前国内尚缺乏 DOAC 特异性拮抗剂，因此患者一旦发生出血事件，应立即停药，可考虑给予凝血酶原复合物、新鲜冷冻血浆等。若止血措施无效，患者应及时就医，医生将根据具体情况采取更为积极专业的止血措施。

## ❀ 304. 哪些高危因素会导致肺栓塞抗凝治疗时出血？

肺栓塞抗凝治疗出血的高危因素包括高血压、糖尿病、肾功能不全、肝硬化、小肠切除、脑梗死、溶血性贫血、低体重、年龄 65 岁以上、血栓形成倾向、严重感染性腹泻等疾病，还可能与长时间制动、骨折、手术等有关。

## ❀ 305. 肺栓塞抗凝治疗需要多长疗程？

肺栓塞患者的抗凝治疗时间因个体差异和病情严重程度而异。一般至少需要 3 ~ 6 个月，部分患者危险因素短期可消除，抗凝治疗 3 个月即可。

对于栓子来源不明的首发肺栓塞，至少需要 6 个月抗凝治疗。若复发或危险因素长期存在，抗凝治疗时间应延长达 12 个月或以上，甚至终身抗凝。

## ❀ 306. 什么是肺栓塞的延展期抗凝治疗？

肺栓塞抗凝治疗的标准疗程通常至少 3 个月。对于部分患者，在 3 个月的抗凝治疗后，其血栓危险因素仍然存在，为了降低复发率，需要继续进行抗凝治疗。这种在 3 个月疗程之后的抗凝治疗被称为延展期抗凝治疗，治疗前需充分评估延长抗凝疗程的潜在获益与风险。

## ❀ 307. 偶然发现肺栓塞怎么办？

在住院或体检中意外发现肺栓塞，应积极寻求医生帮助。大多数偶然发现的肺栓塞患者无明显症状，但也有部分患者存在相关临床症状。对于亚段肺栓塞，如果未合并近端深静脉血栓，且无血栓进展危险因素或静脉血栓栓塞症复发的风险，可以选择进行临床观察。偶然发现的肺栓塞，或亚段肺栓塞患者合并肿瘤或其他静脉血栓栓塞症复发或进展的危险因素，则应该进行抗凝治疗。

## ❀ 308. 复发性肺栓塞或深静脉血栓如何抗凝治疗？

针对复发性肺栓塞或深静脉血栓，要采取一系列针对性的抗凝策略。华法林需精细调整剂量，使其在 2.0 ～ 3.0 的范围内发挥最佳的凝血功能。对于无法使用华法林的患者，肝素是替代治疗的理想选择。此外，低分子肝素具有卓越的疗效和安全性，可作为首选方案。利伐沙班则是一种新型口服抗凝药物，起效迅速，疗效显著，安全性优异，无须进行凝血指标监测。

## ❀ 309. 肺栓塞溶栓治疗并发症是什么？

肺栓塞溶栓治疗存在出血风险，如牙龈出血、皮肤针眼出血等轻度出血，以及消化道出血、脑出血等严重并发症。此外，凝血系统功能障碍和血小板减少症也是副作用。在进行溶栓治疗时，必须严格掌握适应证和禁忌证，确保患者安全。

## ❀ 310. 肺栓塞介入治疗的目的是什么？

肺栓塞介入治疗目的是清除肺动脉栓子，恢复右心功能，改善症状和生存率。介入治疗包括碎解血栓、抽吸血栓、局部小剂量溶栓。并发症有远端栓塞、肺动脉穿孔、肺出血等。抗凝禁忌患者可考虑放置下腔静脉滤器，建议应用可回收滤器，通常在 2 周之内取出。一般不考虑永久应用下腔静脉滤器。

## 311. 肺栓塞什么时候需要手术治疗？

肺栓塞手术治疗适应证包括急性大面积肺栓塞、肺动脉主干栓塞、次大面积肺栓塞合并肺动脉高压。如肺栓塞药物治疗效果不好，可以选择手术治疗，手术时机和方式需根据病情具体决定，如采用取栓术或者介入治疗，可咨询专业医生。

## 312. 肺栓塞能够治愈吗？

肺栓塞有治愈的可能。如果肺栓塞情况较轻，可以通过注射药物进行溶栓治疗。如果情况严重或栓子较大，可以采取手术方法取出栓子，术后还需服用一段时间的抗凝药物。有些肺栓塞情况严重或无法手术，治疗以缓解症状为主。

# 七、特殊情况下肺栓塞的诊断与处理

## 313. 妊娠合并肺栓塞如何诊断？

妊娠合并肺栓塞诊断需保护胎儿和孕妇，重视 D- 二聚体和下肢静脉超声检查。妊娠期 D- 二聚体水平可生理性升高，阴性具有除外诊断价值。下肢静脉超声对妊娠期深静脉血栓形成（DVT）和肺血栓栓塞症（PTE）诊断重要，发现 DVT 结合临床表现按静脉血栓栓塞症（VTE）处理，无须肺 V/Q 显像或 CTPA 检查。妊娠合并急性 PTE 选择影像检查考虑射线影响，必须行放射性检查需说明损害风险，降低胎儿或胚胎照射剂量，屏蔽辐射敏感器官，减少影响。

## 314. 妊娠合并肺栓塞如何抗凝治疗？

妊娠合并肺栓塞的抗凝治疗建议使用低分子肝素。在妊娠期间禁止使用华法林，以免导致胎儿神经系统的异常、出血和胎盘早剥。对于已在妊娠早期使用华法林的患者，应尽快停用，改用低分子肝素治疗。在产后，华法林和低分子肝素可叠加使用，当国际标准化比值（INR）值达到 2.0～3.0 时，可以停用低分子肝素，单用华法林治疗。

### 315. 妊娠合并肺栓塞抗凝治疗的疗程需要多长？

妊娠合并肺栓塞抗凝治疗的疗程需要根据妊娠时期及肺栓塞的严重程度来决定。在妊娠前 3 个月，通常推荐使用肝素抗凝治疗，持续至妊娠28 周左右。若病情严重，则可能需要延长治疗时间至妊娠足月。此后需评估病情决定下一步治疗方案。对于产后的妇女，治疗时间需根据具体情况决定。

### 316. 恶性肿瘤为什么容易导致肺栓塞？

恶性肿瘤容易导致肺栓塞是因为肿瘤细胞可以激活凝血系统，形成血栓，进而脱落并随血液流动到肺血管，引起肺栓塞。此外，肿瘤患者常伴有血液高凝状态、血液流变学异常、血管内皮损伤等，这些因素也可能促进肺栓塞的发生。

### 317. 恶性肿瘤合并肺栓塞如何抗凝治疗？

恶性肿瘤合并肺栓塞的患者通常需要采取抗凝治疗来预防血栓的形成和复发。在选择抗凝药物时，一般会选择肝素、低分子肝素、华法林等。这些药物具有很好的抗凝作用，能够抑制血栓的形成，从而有效地预防肺栓塞的复发。同时，这些药物还能够减少恶性肿瘤患者的并发症风险，提高患者的生活质量。

### 318. 肺栓塞合并活动性出血时怎么办？

当肺栓塞患者同时出现活动性出血时，需要找出出血原因和诱因，采取积极措施控制出血，如药物或手术方式，并停止抗凝治疗，密切关注身体状况，采取预防措施避免再次发生肺栓塞或出血，患者需尽快就医并遵循医生建议。一旦活动性出血得到控制，医生通常会开始进行抗凝治疗，以防新的血栓形成。同时采取预防措施，避免再次发生肺栓塞或出血。

### 319. 肺栓塞患者如需外科手术怎么抗凝治疗？

围手术期并发急性高危肺栓塞，1 周内不建议溶栓，必要时介入治疗；1 周后若出血风险低，可考虑溶栓。接受抗凝治疗的肺栓塞患者，若需外科手术且使用华法林无大出血风险时，可术前 5 天停用华法林并桥接抗凝。胃肠外抗凝（普通肝素或低分子肝素）或桥接抗凝，如使用普通肝素，术前 4 ~ 6 小时停用；使用低分子肝素，术前约 24 小时停用，术后 24 小时重新启用，高出血风险手术，术后 48 ~ 72 小时重新启用。直接口服抗凝药物（DOAC）抗凝治疗，术前暂时中断 DOAC，不建议桥接治疗；根据肾功能、药物半衰期、出血风险停用及重新启用 DOAC。

## ❖ 320. 什么是矛盾性栓塞？

矛盾性栓塞是体循环静脉或右心系统的栓子通过动静脉交通由静脉或右心系统转移到体动脉或左心系统造成的栓塞现象，表现为身体两侧动脉阻塞程度不一致，左心系统血管与右心系统栓塞并存，与血管解剖结构有关。可引发心律失常、脑梗死、消化道出血等并发症，需针对患者情况制订个体化综合治疗方案。

## ❖ 321. 肺栓塞合并右心血栓的危险因素有哪些？

肺栓塞合并右心血栓是一种严重的病症，合并右心血栓的肺栓塞患者早期病死率显著增加。了解其发病的危险因素并实施预防措施至关重要。关键的危险因素包括深静脉血栓脱落，随血流到达右心房或右心室；起搏器置入、人工瓣膜置换术、中心静脉置管等介入操作；右心房或右心室疾病导致的心腔内或瓣膜结构或功能改变；右心先天性结构异常。通过对这些危险因素进行预防性治疗，可以降低致死性肺栓塞的发病风险。

## ❖ 322. 什么叫易栓症？

易栓症，全称易发生血栓症，是指存在抗凝蛋白、凝血因子、纤溶蛋白等遗传性或获得性缺陷，或者存在获得性危险因素而具有高血栓栓塞倾向的病症。简单来说，易栓症是一种血液系统异常疾病，表现为血特别容易形成血栓，通常与遗传、获得性危险因素和其他多种因素有关。

## ❖ 323. 易栓症患者如何预防肺栓塞？

全面采取预防措施可最大程度降低肺栓塞风险。

（1）合理膳食，避免吃大量刺激性食物，降低血管扩张风险。

（2）适度运动，增强身体抵抗力，预防肺栓塞。

（3）注意休息，避免过度劳累。

（4）戒烟戒酒，避免血管损伤和血栓形成。

（5）预防深静脉血栓形成，避免长时间久坐、久站，注意肢体运动。

（6）注意药物使用，避免随意使用易导致血栓形成的药物。

（7）定期体检，及时发现并处理潜在健康问题。

# 八、慢性血栓栓塞性肺动脉高压

## ❖ 324. 什么是慢性血栓栓塞性肺动脉高压？

慢性血栓栓塞性肺动脉高压是指急性肺栓塞或肺动脉原位血栓形成后，由于多种原因导致血栓未溶解，经过机化和纤维化过程，长期存在于肺血管中，从而引起的慢性疾病状态。这是一种较为少见的疾病，预后较差，持续增加的肺血管阻力最终会导致右心衰竭，从而引起患者死亡。

## ❖ 325. 慢性血栓栓塞性肺动脉高压有什么症状？

患者会出现进行性加重的呼吸困难，这种症状在活动后尤为明显，并可导致患者的活动耐受力逐渐下降。到了病程后期，患者可能会出现劳力后胸痛。晕厥是该病的一个较为严重的症状，这表明肺动脉高压已经达到了相当高的程度。以上所述症状会因个体差异而有所不同。

## ❖ 326. 慢性血栓栓塞性肺动脉高压的诊断标准是什么？

慢性血栓栓塞性肺动脉高压（CTEPH）的诊断标准如下：在经过3个月以上的规范化抗凝治疗后，影像学检查证实存在慢性血栓，右心导管检查平均肺动脉压（mPAP）≥25mmHg，且排除了其他病变，如血管炎、肺动脉肉瘤等。肺通气灌注扫描显像通常作为CTEPH诊断的首选筛查手段，肺动脉造影和右心导管检查是CTEPH影像学诊断和手术评估的"金标准"。

## ❖ 327. 慢性血栓栓塞性肺动脉高压的基础治疗有哪些？

慢性血栓栓塞性肺动脉高压基础治疗主要包括长期抗凝治疗、家庭氧疗、间断应用利尿剂和康复治疗等。抗凝治疗可预防静脉血栓栓塞症复发及肺动脉原位血栓形成，防止栓塞病变的进一步加重，对于慢性血栓栓塞性肺动脉高压患者推荐终身抗凝治疗，抗凝用药通常选择华法林。

## 328. 慢性血栓栓塞性肺动脉高压可以应用利尿剂治疗吗？

慢性血栓栓塞性肺动脉高压合并右心衰竭时可以应用利尿剂治疗。利尿剂可以促进体内多余水分的排出，从而减轻心脏的负荷，缓解肺动脉高压引起的不适症状。然而，对于慢性血栓栓塞性肺动脉高压患者，应用利尿剂时需要注意适量使用，因为过度利尿可能会加重低血压和肾功能不全等并发症。

## 329. 慢性血栓栓塞性肺动脉高压可以应用靶向药物治疗吗？

靶向药物如可溶性鸟苷酸环化酶（sGC）激活剂利奥西胍等可以改善CTEPH 患者的活动耐力或血流动力学。靶向药物可用于不能行肺动脉血栓内膜剥脱术、肺动脉血栓内膜剥脱术后持续或再发的 CTEPH 患者。但是对于可进行肺动脉血栓内膜剥脱术的近端病变患者，应用靶向药物并不能从中获益。

## 330. 慢性血栓栓塞性肺动脉高压可以介入治疗吗？

对于不能做肺动脉血栓内膜剥脱术的 CTEPH 患者，可以尝试用球囊肺动脉成形术（BPA）来治疗。此手术可改善患者的症状和血流动力学指标，但也要积极预防肺血管损伤和再灌注肺水肿等并发症的发生。

## 331. 慢性血栓栓塞性肺动脉高压可以手术治疗吗？

慢性血栓栓塞性肺动脉高压经基础治疗不能控制病情时，可以行肺动脉血栓内膜剥脱术（PEA），部分 CTEPH 患者可通过手术完全治愈。这种手术的适应证包括静息时肺血管阻力增高，以及肺动脉造影和血管镜检查确定外科手术可以达到血栓部位。不过，手术治疗只是 CTEPH 治疗方式中的一种，患者往往需要综合治疗，包括抗凝、血管扩张药、吸氧、强心利尿等。

## 332. 慢性血栓栓塞性肺动脉高压如何康复治疗？

慢性血栓栓塞性肺动脉高压影响呼吸和心脏功能，康复治疗可以改善生活质量、减轻症状、提高心肺功能。康复治疗包括运动康复（有氧运动）、心理康复（专业心理咨询师帮助）、呼吸康复（呼吸训练）、营养支持（营养均衡饮食）和定期随访（定期检查和治疗）。康复治疗需综合多种手段，在专业医生指导下进行，并注意保持良好的心态和生活习惯。

# 九、静脉血栓栓塞症的预防

## ❀ 333. 为什么要加强静脉血栓栓塞症的预防?

静脉血栓栓塞症(VTE)是医院内非预期死亡的重要原因,是医生和患者面临的严峻问题。国内外研究数据提示,无论是外科手术还是内科住院患者,40%~60%的患者存在静脉血栓栓塞症风险。而高危人群的预防比例却很低,在亚洲国家的预防比例则更低。因此早期识别高危患者,及时进行预防,可以明显降低医院内静脉血栓栓塞症的发生率。

## ❀ 334. 如何评估外科手术患者静脉血栓栓塞症发生的风险?

对外科手术患者进行准确的静脉血栓栓塞症风险评估,并采取适当的预防措施,能够降低静脉血栓栓塞症的发生率及相关的病死率。推荐使用 Caprini 风险评估模型进行外科手术患者的静脉血栓栓塞症风险评估,根据不同的 Caprini 评估分数,将术后静脉血栓栓塞症发生风险分为极低危(0分)、低危(1~2分)、中危(3~4分)和高危(≥5分)。

## ❀ 335. 如何评估内科患者静脉血栓栓塞症发生的风险?

内科患者静脉血栓栓塞症评估主要有两种方法:Padua 评分和特定危险因素。Padua 评分,总分达或超过4分的患者被归类为高危,低于4分为低危。特定危险因素包括年龄≥40岁、卧床超过3天,并合并多种疾病或危险因素,如年龄>75岁、肥胖、静脉血栓栓塞症病史等。

## ❀ 336. 有哪些措施可预防静脉血栓栓塞症?

预防静脉血栓栓塞症可采取以下措施:加强患者健康教育,提醒患者注意日常活动,防止脱水,降低静脉血栓栓塞症风险。对于风险高但出血风险低的患者,可采用药物预防,包括低分子肝素、普通肝素等。对于风险高但存在活动性出血或有出血风险的患者,可采用机械预防措施。

## ❀ 337. 如何预防外科手术患者发生静脉血栓栓塞症?

患者手术风险评估使用 Caprini 评分,分为低危、中危、高危。低危患者可选机械或药物预防,中危可药物或机械,高危需联合或药物。术后存在出血风险或出现并发症可机械预防,风险降低后可药物或机械。大手术高风险者术后 7 ～ 14 天须药物或机械预防，个别或特殊严重后果手术可机械预防。高风险且出血风险低的患者，可早期药物或机械预防，之后改为药物加机械预防。使用序贯加压泵需注意适应证和依从性，每日使用不短于 18 小时。

### ❖ 338. 如何预防内科住院患者发生静脉血栓栓塞症？

内科住院患者，建议用 padua 评分评估静脉血栓栓塞症发生风险，推荐早期活动。高风险患者：无高出血风险时药物预防，有高出血风险时机械预防。活动期恶性肿瘤患者：无其他风险，单纯化疗或留置中心静脉导管，无须常规预防。高风险内科住院患者：可药物或机械预防 7 ～ 14 天。

## 十、肺栓塞患者的自我管理

### ❖ 339. 长期卧床时如何预防肺栓塞？

长期卧床可能导致下肢静脉血流缓慢，增加肺栓塞风险。为避免风险，可采取以下措施：保持下肢活动，定期翻身和变换体位，合理饮食，控制血脂和血压。同时，长期卧床者易产生心理压力，应和医生保持沟通、寻求医疗帮助、坚持健康生活方式以缓解不良症状。

### ❖ 340. 肺栓塞患者能不能下床活动？

肺栓塞患者能否下床活动视情况而定。急性发作期和存在下肢静脉血栓患者应卧床休息，避免下床活动，防止下肢血栓脱落引起肺栓塞。病情缓解后可适当进行下床活动，但需注意避免剧烈运动以免加重病情。下床活动可以改善呼吸功能和下肢肿胀、疼痛等不适症状。

### ❖ 341. 孕产妇肺栓塞的预防应注意哪些方面？

保持适当活动，如散步、孕妇瑜伽，防血栓形成；定期产检，及时发现妊娠并发症和合并症；控制体重和饮食，避免过度肥胖和营养不良；避免久坐，经常起来走动；积极治疗并发症，降低肺栓塞风险；合理使用药物，避免滥用药物导致肺损伤和肺栓塞；避免吸烟和吸入有害气体，以免对肺部健康造成不良影响。全面做好这些预防措施，能有效降低孕产妇肺栓塞的发生风险。

## ✤ 342. 长期口服避孕药物的妇女为何容易患肺栓塞？

长期口服避孕药物的女性患肺栓塞的风险增高，这与凝血和抗凝系统平衡失衡有关，具体是口服避孕药物中的雌激素和孕激素的作用。避孕药物还可能增加盆腔静脉血栓形成的危险性。为预防肺栓塞，建议相关人群定期检查，避免长期静坐或长时间卧床，保持健康生活方式。

## ✤ 343. 抗凝治疗时如何进行饮食管理？

在抗凝治疗中，饮食方面应注意以下关键点：限制维生素 K 食物，因其影响抗凝药物效果；控制钠摄入，避免水分滞留；适量摄入高质量蛋白质；保持饮食均衡，摄入适量的维生素、矿物质、纤维素以及适当的脂肪和碳水化合物。根据医生的饮食指导进行饮食管理，以辅助治疗并确保疗效。

## ✤ 344. 抗凝治疗时如何进行运动管理？

患者要与医生沟通，了解抗凝药物特性和注意事项。进行全面身体检查和心脏评估，选取适宜运动。避免剧烈运动，选择轻度或中度运动如散步、慢跑、游泳等。运动过程中监测心率、呼吸、疲劳程度等指标。遵循医生建议，合理安排运动时间和频率。运动后向医生反馈身体反应和效果，及时调整运动计划和抗凝治疗方案。

# 第三节　支气管扩张症

## 一、支气管扩张症的概述

## ✤ 345. 什么是支气管扩张症？

支气管扩张症（简称支扩）是由各种病因引起的反复发生的化脓性感染，导致中小支气管反复损伤和（或）阻塞，致使支气管壁结构破坏，引起支气管异常和持久性扩张的疾病,临床表现为慢性咳嗽、大量咳痰和( 或)间断咯血、伴或不伴气促和呼吸衰竭等轻重不等的症状。

## ✤ 346. 支气管扩张症和慢阻肺是同一种疾病吗？

不是。慢阻肺和支气管扩张都是气道感染性疾病，慢阻肺是长期慢性炎症导致气道狭窄阻塞，远端肺组织扩张。支气管扩张症是各种感染导致气道黏膜和支撑结构破坏，出现多支支气管不可逆扩张，从 CT 上两者有明显区别，但是慢阻肺常与支扩共同存在，相互影响，此类患者呼吸道症状更明显，肺功能损害更严重，预后更差。

## 二、支气管扩张症的病因及流行病学

### 347. 支气管扩张症的病因是什么？

支气管扩张的原因有很多种。

（1）感染：是最常见的原因之一，如感染了肺结核和百日咳等疾病。

（2）免疫缺陷：会导致支气管扩张，如体内一种叫作 IgG 亚类的物质缺乏。

（3）先天和遗传因素：可导致支气管扩张，如囊性纤维化。

（4）呼吸道纤毛上皮活动障碍：如 Kartagener 综合征（支气管扩张 - 鼻旁窦炎 - 内脏转位综合征）会引起支气管扩张。

（5）异物：异物进入呼吸道会导致慢性阻塞和炎症，进而引发支气管扩张。

### 348. 支气管扩张症的患病率如何？

近年来，支气管扩张症的发病率和患病率呈现出上升趋势。据我国 2013 年一项涉及 7 个省份，针对 40 岁以上人群的调查研究显示，约有 1.2% 的受访者曾被诊断为支气管扩张症，其中男性的患病率（1.5%）高于女性（1.1%）。此外，支气管扩张症的患病率随着年龄的增长而增加。

### 349. 哪些人容易患支气管扩张症？

支气管扩张症与多种因素有关，易感人群包括儿童、老年人、长期吸烟者、慢性呼吸道疾病患者、免疫系统疾病患者和呼吸道结构异常患者。

### 350. 支气管扩张是如何形成的？

支扩起始受多种因素影响，包括支气管阻塞或牵拉、纤毛清除功能受损和气道分泌物滞留，导致病原体感染和慢性炎症，引发气道结构破坏和管壁重塑，形成恶性循环，最终导致支气管永久性病理性扩张，形成支气管扩张疾病。

### 351. 支气管扩张症会遗传吗？

支气管扩张症本身不会遗传，但是引起支气管扩张症的某些遗传性疾病会导致此类患者的后代易患该病。研究发现，多种先天性发育缺陷性疾病可引起支气管扩张，如支气管软骨发育不全、先天性巨大气管 - 支气管症等疾病。这些疾病有遗传倾向，而且约 50% 的患者在 15 岁以前就会出现症状。如果家族中有支气管扩张患者，父母要更加留意孩子的健康，发现问题，积极就医。

### 352. 吸烟与支气管扩张症有关吗？

吸烟与支气管扩张症有关，烟草中的有害物质会损伤气道黏膜，导致气道炎症和感染，增加发病风险，加重病情和症状，影响治疗效果。预防和治疗支气管扩张症须戒烟，同时应避免被动吸烟。

## 三、支气管扩张症的临床表现

### 353. 支气管扩张症有哪些症状及表现？

支气管扩张症主要症状为咳嗽、咳痰或咳脓痰，痰液为黏液性、黏液脓性或脓性，可呈黄绿色，收集后分层。支气管扩张伴急性感染时患者可表现为咳嗽、咳脓痰、痰量增多甚至喘息、发热等症状。50% ~ 70% 的患者可发生咯血，大出血常为小动脉被侵蚀或增生的血管被破坏所致；部分患者以反复咯血为唯一症状。有的也可出现呼吸困难和喘息。

### 354. 什么情况下支气管扩张症需要治疗？

如果确诊患者出现咳嗽频次、痰液量较前增加，咳脓痰，咯血量及频次较前增加，出现发热、喘息、呼吸困难或者运动耐受度下降、乏力或不适感时，可能是支气管扩张症合并感染或其他并发症、支气管扩张症急性加重，若时间超过 48 小时，需要及时就诊。

### 355. 支气管扩张的患者为什么会出现咯血？

支气管咯血的原因包括慢性炎症引起的支气管壁破坏、支气管扩张和管腔变形，以及毛细血管扩张成血管瘤等。这些原因导致咳嗽时血管壁或血管壁瘤破裂，引起反复咯血或大咯血，需要积极治疗。

## 356. 经常咳嗽、咳脓痰就是支气管扩张吗?

咳嗽和咳脓痰是支气管扩张的常见症状,但并不意味一定患有该疾病。如果患者担心自己的症状可能与健康状况有关,建议及时咨询医生,进行评估和确诊。医生可以根据病史、体格检查和必要的检查结果来帮助确定是否患有支气管扩张。

## 357. 支气管扩张症有哪些临床分型?

支气管扩张症可分为囊状扩张和柱状扩张两种临床分型。囊状扩张是支气管扩张症最常见的类型,主要见于儿童和青年患者。柱状扩张的支气管扩张程度较轻,多见于成年患者。此外,根据病变范围和程度的不同,支气管扩张症还可分为局限性和弥漫性两种类型。局限性病变主要累及肺叶或肺段,而弥漫性病变则累及整个肺或多个肺段。

# 四、支气管扩张症的诊断

## 358. 支气管扩张症如何诊断?

支气管扩张症的诊断需综合临床表现、影像学检查和病因学。医生需结合症状,通过肺部 CT 等相关检查发现及评估支气管扩张症,包括患处支气管形态、受损范围、分型、临床分期等,同时还应关注其发生的高危人群、病因及严重程度。

## 359. 支气管扩张症患者应做什么检查?

评估支气管扩张症病情需完善肺部 CT,常规检查包括血常规、血生化、痰涂片及培养、肺功能。筛查原因涉及总 IgE、FeNO、IgG、PCD、风湿抗体、抗核抗体等检查,还需排除反流、阻塞或误吸等,肺链荚膜多糖抗体等也是检查重点。

## 360. 支气管扩张症患者需要做肺功能检查吗?

支气管扩张症患者需做肺功能检查,以评估病情、诊断鉴别、评估疗效和预后,建议每年至少复查一次。但不建议在支气管扩张症合并重症感染、咯血及严重呼吸衰竭时行肺功能检查。

### ❖ 361. 支气管扩张症要与哪些呼吸道疾病鉴别?

支气管扩张症是常见的呼吸道疾病,症状包括咳嗽、咳痰和呼吸困难,可能伴有发热、盗汗和乏力。胸部 X 线片和 CT 可发现支气管扩张和变形等异常。需与其他呼吸道疾病鉴别,如感冒、支气管炎和肺炎等,这些疾病通常不会持续很长时间且痰液颜色较浅。支气管扩张症患者通常会出现不同程度的气促、气喘和缺氧等症状,在运动或用力呼气时加重,休息和吸氧时减轻。其他呼吸道疾病如哮喘和慢性阻塞性肺疾病等也会出现这些症状,但通常在休息和吸氧时不会减轻。

## 五、支气管扩张症的治疗

### ❖ 362. 支气管扩张症治疗目的是什么?

支气管扩张症治疗目的包括治疗潜在病因以延缓疾病进展和减少急性加重,改善症状,维持或改善肺功能,提高患者的生活质量。

### ❖ 363. 支气管扩张症治疗措施是什么?

支气管扩张症治疗主要包括稳定期的气道廓清治疗、祛痰治疗、长期抗菌药物治疗、病原菌清除治疗、手术治疗以及防止并发症的一系列措施。在急性加重期,医生们通常会采取措施以减轻症状并防止病情进一步恶化,包括吸氧、调整抗菌药物的使用以及采取其他特殊的治疗方式,以应对出现的并发症。

### ❖ 364. 什么是气道廓清治疗?

气道廓清治疗是清除气道分泌物、异物、坏死组织等,恢复气道通畅性和保护呼吸道黏膜功能的治疗方法。其基本原理是刺激气道黏膜,促进排出痰液、分泌物等,达到清除异物和改善呼吸功能的目的。根据方法不同,分为主动咳嗽、体位引流、震动拍打、雾化吸入等。对于长期卧床、慢阻肺、肺部感染患者,气道廓清治疗是重要的辅助治疗方法。

### ❖ 365. 支气管扩张症患者为什么要进行体位引流?

体位引流的目的是帮助排痰,一般是让患者头低臀部抬高,可配合震动拍击背部协助痰液引流。体位引流联合呼吸道内雾化吸入生理盐水,或吸入黏液松解剂如乙酰半胱氨酸等，更可有助于痰液的稀释和排出。其他如胸壁震荡、正压通气、主动呼吸训练等合理使用，也可以起到排痰作用。

## 366. 支气管扩张症可以用哪些祛痰药物治疗？

祛痰药物是一类可特异性改变黏液的黏弹性，并促进其清除的促黏液活性药物，包括祛痰剂（如生理盐水）、黏液溶解剂（如口服或雾化用 N-乙酰半胱氨酸、溴己新）、黏液动力剂（如氨溴索口服及雾化剂、桉柠蒎）、黏液调节剂（如羧甲司坦、福多司坦等），另外，肺力咳、强力枇杷露等中成药也可用于祛痰，支气管扩张剂也可辅助祛痰治疗。

## 367. 支气管扩张症需要进行病原体清除治疗吗？

对于首次分离出铜绿假单胞菌的支气管扩张症患者，建议进行病原体清除治疗，应用环丙沙星口服或氨基糖苷类联合具有抗假单胞活性的 β-内酰胺类药物静脉给药，继以妥布霉素或多黏菌素等抗菌药物吸入治疗。非首次分离铜绿假单胞菌的患者不主张治疗。合并非结核分枝杆菌（NTM）的支气管扩张症患者需 3 种以上药物联合治疗，疗程 2 年以上；症状轻、病灶局限、进展不明显且药敏显示高度耐药者一般不治疗。

## 368. 支气管扩张症可以使用激素治疗吗？

吸入糖皮质激素（ICS）可减少支气管扩张症患者的痰量，但激素的使用与患者局部、全身不良事件（特别是肺炎）相关。因此，目前不推荐支气管扩张症患者常规吸入或口服激素，除非有其他合并症时，如慢阻肺、哮喘、变应性支气管肺曲霉菌病等，应用激素不影响针对同时存在的其他慢性气道疾病的规范化治疗。

## 369. 支气管扩张症能治愈吗？

支气管扩张一般是难以治愈的。如果在刚开始发生细菌性、化脓性炎症的时候及时治疗，就能将细菌杀死清除、气管脓液清理干净，可阻止支扩继续发展。但大多数支气管扩张症患者在发病早期没有及时治疗，在拖延的过程中发生了支气管破坏，导致支气管扩张，此时支气管已经回不到之前的状态。

### 370. 支气管扩张症何时需要手术治疗？

如果支气管扩张是局部的且经过内科充分治疗还是反复发作，那么可以考虑把病变的肺组织切掉。如果大出血来自生长的支气管动脉，经过休息和抗生素等保守治疗不能缓解，出现反复大咯血，可以考虑外科手术，或者用支气管动脉栓塞术治疗。肺移植是内科治疗无效的末期支气管扩张症的有效治疗办法。

### 371. 支气管扩张症易引起哪些常见并发症？

肺源性心脏病是支气管扩张的并发症之一，肺部病变加重会导致呼吸功能受损及缺氧，从而导致慢性肺源性心脏病。曲霉菌肺病或变应性支气管肺曲霉病可能由支气管扩张引发，曲霉菌在受损的支气管壁上生长，免疫反应不同，可能形成侵袭性曲霉病或曲霉球，也可能是过敏导致变应性支气管肺曲霉病。支气管扩张还可能引起呼吸衰竭，导致肺通气功能障碍，最终可能导致 II 型呼吸衰竭。

## 六、支气管扩张症的自我管理

### 372. 如何预防支气管扩张症反复感染及发作？

为避免支气管扩张症反复感染发作，患者应注意保暖、休息、适量运动、加强营养，提高免疫力；应积极治疗基础病、原发病，可通过物理排痰和化痰药物清除及时呼吸道分泌物。已确诊的支气管扩张症患者在医师指导下可口服阿奇霉素和红霉素、克拉霉素等，可减少痰量和支气管扩张症急性加重次数，但应注意药物不良反应及避免抗菌药物滥用。

### 373. 接种疫苗对于预防支气管扩张症有用吗？

儿童时期接种麻疹、百日咳疫苗，卡介苗等可以预防支气管扩张症的发生。患者可根据个人情况（是否合并慢阻肺、免疫缺陷，自身偏好和专家意见等）进行流感疫苗和肺炎球菌疫苗的接种，在降低支气管扩张症急性加重风险和预防肺炎方面有一定帮助。临床上，某些免疫调节剂也可以作为减少支气管扩张症急性加重的合并用药。

## 374. 支气管扩张症患者出现咯血怎么办？

首先要将患者送到医院，在去医院的过程中，一定取坐位而不是平卧位，这样可以保持气道的通畅；对于不能坐位的患者应该将头偏向一侧，这样有利于血液顺利排出。环境保持相对的安静，应喝温凉的水，不能喝热水，因为热水可以加速血液循环、使出血量增加。

## 375. 支气管扩张症患者如何进行康复锻炼？

可以在家里中尝试腹式呼吸、缩唇呼吸、吹笛样呼吸、局部胸廓按摩和拍背。还可以做一些胸部锻炼让呼吸更顺畅，更利于排痰。这些方法都可以改善通气和血流比例，防止小气道陷闭，改善肺部健康状况。

# 第四节　肺结节

## 一、肺结节的概述

## 376. 什么是肺结节？

肺结节在影像学表现为直径 ≤ 3cm 的局灶性、类圆形、密度增高的实性或亚实性肺部阴影，可为孤立性或多发性，不伴肺不张、肺门淋巴结肿大和胸腔积液。局部病灶直径 > 3cm 者称为肺肿块，性质为肺癌的可能性相对较大。

## 377. 早期筛查肺结节有什么意义？

相比拍 X 线片，给肺癌高危人群做低剂量的胸部 CT 筛查可以降低 20% 的肺癌死亡风险。我国推荐肺癌高危人群每年做一次低剂量 CT 的筛查，这样可以提早发现肺癌并进行治疗。

## 二、肺结节的病因及流行病学

## 378. 肺结节的病因是什么？

肺结节形成原因有多种，包括感染、免疫、环境和遗传因素。感染如细菌、病毒、真菌感染引起炎症和免疫应答导致肺结节形成。免疫因素如自身免疫性疾病、变态反应引起肺组织炎症和损伤形成肺结节。环境因素如吸烟、空气污染、职业暴露增加肺结节风险。遗传因素如结节病、特发性肺纤维化等遗传倾向可以在家族中传递。肺结节的形成是一个复杂过程，由多种因素相互作用导致，须综合考虑多种因素的相互作用进行预防和治疗。

## 379. 肺结节的发病率如何？

关于肺结节发病率的大数据权威调查不多，美国 Fleischner 协会 2017年肺结节处理指南中公布了一项研究结果，这项研究从 2006 年到 2012年，通过分析获得的超过 480 万人的成人胸部 CT，发现了超过 150 万个肺结节（有许多人是多发结节）。河北医科大学第四医院自从 2014 年 1月～2017 年 12 月，经过几年时间对肺癌高发区人群进行低剂量螺旋 CT进行肺癌筛查，发现 2786 例，占随访人群 31.2% 的患者肺部至少有一个结节。

## 380. 为什么肺结节的发病率很高？

影像技术的进步和健康意识的提高导致肺部病变被发现增多，高分辨率 CT 的普及使得肺结节得以被准确识别和诊断；肺部慢性炎症刺激是肺结节形成的重要因素，长期吸烟、空气污染、职业暴露等因素导致慢性炎症反应并刺激肺结节形成；遗传因素也在肺结节发病中起一定作用。检出的肺结节需进行临床评估和密切观察以确定性质并采取合适的治疗措施。

## 381. 哪些人容易患肺结节？

肺结节是肺部形成的固体组织，可能由炎症或肿瘤引起。长期吸烟，从事化学暴露工作，家族中有肺结节病史，患有其他肺部疾病的人更容易患上肺结节。预防肺结节应避免吸烟和接触二手烟，减少环境暴露，保持健康生活方式，定期体检。

## 382. 肺结节会演变成肺癌吗？

肺结节有恶变可能，但并非都会发展为肺癌。肺结节是肺部影像学检查中发现的直径＜3cm 的局灶性圆形阴影，可单发或多发。大部分肺结节是良性的，但小部分可能恶变。肺癌演变过程通常需要数年甚至数十年，通过定期胸部 CT 检查可发现早期肺癌。建议发现肺结节后定期复查。

### ❀ 383. 肺结节会遗传吗？

肺结节绝大多数是没有遗传性的。因为大部分肺结节是炎性结节，这种结节与患者呼吸道感染有关系，而跟遗传是没有任何关系的。但一些肿瘤性结节，往往存在一定程度的遗传风险。

### ❀ 384. 吸烟与肺结节的形成有关吗？

肺结节和吸烟有一定关系，因为吸烟会刺激肺部组织，进而诱发相关的反应，比如炎症反应，如果长时间吸烟，可能还会损伤肺组织免疫屏障，使肺组织更容易被细菌、结核杆菌、病毒侵袭，进一步就有可能在受到侵袭的部位产生结节病灶。

## 三、肺结节的诊断

### ❀ 385. 如何诊断肺结节？

CT 扫描能够清楚地看到肺结节的位置、大小、形状、密度、边缘和内部特征等。所以，如果被诊断出肺里有结节，医生通常会建议做胸部CT 检查，特别是对结节进行病灶薄层扫描，这样能够更好地观察结节的特征，有助于确定下一步的治疗方案。

### ❀ 386. 肺结节有什么症状和表现？

肺结节早期症状一般不是很明显，少部分人可能会有咳嗽、咳痰，甚至痰中带血，还会出现发热、无力、盗汗等症状，食欲下降，体重减轻。当病变广泛的时候，会出现气急、胸闷、发绀等症状。严重的时候可合并感染。

### ❀ 387. 肺结节出现哪些变化时考虑为恶性？

肺结节在随访中有以下变化时，多考虑为恶性：直径增大，倍增时间符合肿瘤生长规律；病灶稳定或增大，并出现实性成分；病灶缩小，但出现实性成分或其中实性成分增加；血管生成符合恶性肺结节规律；出现分叶、毛刺和或胸膜凹陷征。

### 388. 肺结节出现哪些变化时考虑为良性？

随访中肺结节有如下变化者，多考虑为良性。

（1）短期内病灶外部特征变化明显，无分叶或出现极深度分叶，边缘变光整或变模糊。

（2）密度均匀或变淡。

（3）在密度没有增加的情况下病灶缩小或消失。

（4）病灶迅速变大，倍增时间 < 15 天。

（5）实性结节病灶 2 年以上仍然稳定，但这一特征并不适用于磨玻璃样结节影，因原位腺癌和微浸润腺癌阶段的磨玻璃样结节影可以长期稳定，所以这里定义的长期指需要超过 2 年或更长时间。

### 389. 肺 CT 检查会不会刺激肺结节增长？

CT 有辐射这是毋庸置疑的，不过，X 线辐射造成的损害是一种随机性效应，发生的概率与剂量有关，严重程度和剂量无关。也就是说自单次照射即使受照的剂量大，也不一定导致问题，具有随机性。因此，肺结节患者每 3 个月、6 个月或一年一次定期 CT 检查对身体的辐射影响是有限的。所以，肺 CT 检查不会造成肺结节的增长。

### 390. 肺结节手术前需要穿刺吗？

肺穿刺活检术不是胸外科术前检查项目。有手术指征的患者不建议进行穿刺活检。对于发现靠近周边的肿块，常规的痰细胞学或支气管镜等检查难以确诊的病例，可考虑在 CT 或 B 超引导下进行经胸壁穿刺针吸活检。穿刺活检不一定能得到阳性结果，阴性并不能排除肿瘤诊断。当患者存在多个肺结节时，穿刺活检术并不能对所有结节进行穿刺取材。

### 391. 早期肺癌手术后需要基因检测吗？

如果是早期肺癌，手术切除后病理结果显示原位腺癌或微浸润腺癌，这种情况复发的概率比较低，不需要进行基因检测。但如果病理结果显示是浸润性腺癌，建议做基因检测，并结合 MRD 检测，这样可以更准确地判断是否有残留的癌细胞。总之，是否需要基因检测要看具体情况，病情需要的话可以考虑做，但并不是必需的。

## 四、肺结节的治疗

### ❀ 392. 肺结节如何治疗？

对于肺结节的治疗，应该根据具体情况采取不同的措施。一般来说，对于良性肺结节，可以选择密切观察或者手术切除；对于恶性肺结节，应该采取个性化的治疗措施，包括手术切除、放疗、化疗等。具体的治疗方案应该根据医生的建议和患者的病情来制订。

### ❀ 393. 肺结节能治愈或者自行消退吗？

肺结节分为良恶性，若为一般炎性结节，经过系统、规律的治疗，可逐渐消退甚至治愈；但一些良性结节仍有可能长期存在且没有明显的临床症状和影像学变化，可根据医师指导定期随诊。

### ❀ 394. 肺结节的手术时机如何确定？

肺结节的手术时机需要看具体情况，更多的时候是由患者自己确定时间：对于高度怀疑浸润性肺腺癌的肺磨玻璃结节以及随访过程中直径增大或者实性成分增多的磨玻璃结节，建议进行手术。影像学评估考虑为原位腺癌、微浸润腺癌和贴壁亚型为主的浸润性腺癌是外科手术介入的最佳时机。磨玻璃结节是否需行手术治疗应结合患者的预期寿命和磨玻璃结节的具体位置。

### ❀ 395. 双肺结节可以同时手术吗？

理论上双肺可以同时做手术，但通常不建议患者两侧同时接受手术。如果肺结节体积较大，可能影响患者呼吸功能，则建议单侧进行手术治疗，然后再进行另外一侧。对于双肺结节，优先处理恶性的结节。如果考虑双侧原发肺癌，则先做预期切除肺组织较小的一侧，如先行一侧亚肺叶切除再行对侧肺叶切除。

### ❀ 396. 如何选择肺结节手术方式？

对于结节的手术方式，需要根据结节的大小、数量、位置及影像学评估等多方面因素进行综合判断。肺叶切除是常用的标准治疗方法之一，而亚肺叶切除则包括楔形切除和肺段切除两种方式。楔形切除适用于位于肺外周 1/3 带的良性病变或以磨玻璃成分为主的早期肺癌。肺段切除则适用于位于肺中央门户附近的病灶，特别是实性成分偏多的磨玻璃结节，是更为优选的方法。对于恶性小结节，更推荐采用解剖性肺段切除，这种方式术后复发概率较楔形切除低。肺叶切除是浸润性肺癌常用的标准术式，需要进行广泛淋巴结清扫，理论上术后复发率更低。

### ✿ 397. 肺结节切除后还会复发吗？

肺结节切除后有可能复发，但概率较小。首次手术后的复发率在 1% 以下，但一些因素可能增加复发的风险，如吸烟、肺部慢性炎症等。若出现复发，可通过 CT 筛查发现并采取相应治疗措施。

### ✿ 398. 深部肺结节选择射频消融还是选择手术治疗？

大部分深部的肺结节可以选择用肺段切除术来避免肺叶切除。冷热消融这种治疗方法并不是一个一劳永逸的肿瘤解决方案，所以对于多发的磨玻璃结节治疗要很慎重。NCCN 指南推荐，影像学引导下的热消融疗法是不能放疗或手术的患者的治疗选择。

## 五、肺结节的自我管理

### ✿ 399. 肺结节患者日常需要注意什么？

医生会根据结节的大小和形状来决定随访或复查的时间。在此期间，患者应注意休息，保证充足的睡眠，并需要戒烟、忌酒。同时，适当运动是有益的，能够增强患者的抵抗力，有助于身体健康。此外，饮食的调整也十分重要，患者应避免过多摄入炸鸡、熏肉等油炸、烟熏类食物，而应多吃新鲜的水果和蔬菜，注意营养的均衡摄入。

### ✿ 400. 肺结节需要定期复诊吗？

肺部结节需要定期观察与复诊。若肺结节 ≤ 8mm，通过以下时间进行随访（图 1）。

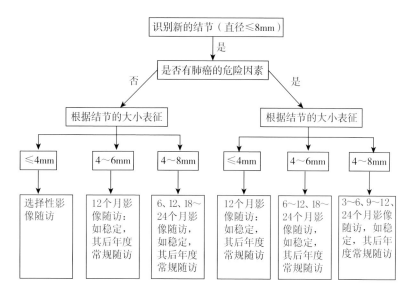

**图 1　直径≤ 8mm 实性肺结节的临床管理流程**

如果＞8mm，根据患肺癌风险程度，确定随访时间或活检、手术等治疗。

## 401. 肺结节与哪些不良生活习惯有关？

肺结节与吸烟密切相关，评估肺结节良恶性程度时，吸烟也是一项危险因素；饮酒和熬夜等不规律的生活习惯可影响人的免疫力、内分泌水平等因素，从而间接影响肺结节产生和发展。

## 402. 肺结节会影响运动吗？

得了肺结节以后是否还能进行运动主要取决于病情的严重程度，一般良性、稳定的肺结节，患者肺功能没有受损时，可以适当运动。如果病情处在活动期或经评估风险较大，有明显的咳嗽、咳痰、胸闷、气短，甚至低热的持续状态，身体乏力、虚弱者则不建议剧烈运动。

## 403. 什么因素会刺激肺结节形成？

肺结节的形成受多种因素影响，包括吸烟、长期暴露在污染或有害物质环境、肺部感染和炎症。吸烟是最主要因素之一，烟草中的有害物质会刺激肺泡和支气管壁上的细胞异常增生。长期暴露在有害物质环境，如二氧化硅、石棉等职业暴露，也会导致肺组织损伤和刺激肺结节形成。肺部感染和炎症，如肺炎和肺结核，也可能刺激肺结节形成。个体差异和其他环境因素也影响肺结节的形成。

### ❀ 404. 戒烟可以预防肺结节癌变吗？

一支烟的致癌危险性相当于 1～4mrad 的放射线，每天吸 30 支纸烟，相当于 120mrad 的放射线剂量。被动吸烟或环境吸烟也是肺癌的病因之一。令人鼓舞的是，戒烟后 2～15 年期间肺癌发生的危险性进行性减少，此后的发病率相当于终身不吸烟者。对于肺结节患者来讲，戒烟的优势显而易见。所以说，戒烟永远不算晚。

# 第五节　肺　癌

## 一、肺癌的概述

### ❀ 405. 什么是肺癌？

肺癌是指原发于气管、支气管和肺的恶性肿瘤。肺癌为支气管源性癌，包括鳞癌、腺癌、小细胞癌和大细胞癌几种主要类型。绝大多数起源于支气管黏膜上皮，源于支气管腺体或肺泡上皮细胞者较少。肺癌的发病率和死亡率正在迅速上升，是对人群健康和生命威胁最大的恶性肿瘤之一。

### ❀ 406. 肺癌和肺结节有什么关系？

肺癌和肺结节之间存在密切的关系。肺结节是指肺部出现的小块阴影，可能是良性的，也可能是恶性的。而肺癌则是肺部的一种恶性肿瘤。在有些情况下，肺结节可能是肺癌的早期表现。一些恶性肺结节可能会逐渐发展成肺癌。但是，并不是所有的肺结节都会发展成肺癌，很多肺结节是良性的，不会对健康造成威胁。

## 二、肺癌的病因及流行病学

### ❀ 407. 肺癌的病因是什么？

肺癌的病因未完全明确，有多种危险因素。吸烟是主要致癌因素之一，职业暴露于致癌物质也是重要因素。遗传因素也会影响肺癌的发生。其他包括营养及膳食、体育锻炼、免疫状态、肺部慢性炎症、经济文化水平等也可能导致肺癌的发生。

## 408. 肺癌是如何形成的？

肺癌的形成需要经过一个相当漫长的时间，需要经过几年甚至数十年演变的过程。在致癌因素的长期作用下，正常细胞发生基因突变，形成不典型增生再到重度不典型增生（癌前病变），形成原位癌再到癌性肿块形成，这就是肺癌的形成和发展过程。

## 409. 肺癌的发病率及死亡率如何？

肺癌是我国 30 年来发病率增长最快的恶性肿瘤，近年来，在癌症死因中肺癌的死亡率已经超过胃癌和食管癌，居于癌症死因的首位，且男性的死亡率高于女性，城市的死亡率高于农村，45 岁以后，肺癌的死亡率快速上升。

## 410. 哪些人容易患肺癌？

年龄 ≥ 40 岁且具有以下任一危险因素者容易患肺癌：吸烟 ≥ 20 包年（或 400 年支），或曾经吸烟 ≥ 20 包年（或 400 年支），戒烟时间 < 15 年；有环境或高危职业暴露史（如石棉、铍、铀、氡等接触者）；合并慢阻肺、弥漫性肺纤维化或既往有肺结核病史；既往罹患恶性肿瘤或有肺癌家族史。

## 411. 肺癌会遗传吗？

肺癌并不属于遗传性疾病，但是也有一定的家族倾向及家族聚集性，比如存在肺癌家族史及家人长期吸烟的人群，下一代患上肺癌的概率相对来说会高一些。

## 412. 吸烟与肺癌有关吗？

吸烟可产生对呼吸系统致癌性很强的物质，是肺癌最重要的危险因素。随着开始吸烟年龄的提前、吸烟年限及吸烟量的增加，发生肺癌的危险程度也会随之升高。吸烟者患肺癌的风险是不吸烟者的 2.77 倍。非吸烟者因工作环境被动吸烟患肺癌的发生风险增加了 24%。长期在烟草烟雾环境中工作者的发病风险也较正常人群升高。

## ❀ 413. 环境污染会引起肺癌吗？

室内被动吸烟、燃烧燃料和烹调过程中均可产生致癌物。有资料表明，室内接触煤烟或其不完全燃烧物为肺癌的危险因素，特别是对女性腺癌的影响较大。烹调时加热所释放出的油烟雾也是不可忽视的致癌因素。在污染严重的大城市中，居民每日吸入空气中 PM2.5 含有的苯并芘量可超过 20 支纸烟的含量，并增加纸烟的致癌作用。

# 三、肺癌的临床表现

## ❀ 414. 肺癌有什么典型症状？

早期的肺癌常不表现出任何症状，尤其是周围型肺癌，部分人可能表现出和肺炎类似的症状，常是在健康查体或因其他疾病行胸部影像学检查时发现的。咳嗽是肺癌患者就诊时最常见的症状。咯血是最具有提示性的肺癌症状。如果肺癌侵犯到周围组织，可能会引起胸痛、肩胛骨疼痛、膈神经麻痹等症状。如果肺癌转移到其他部位，例如头部、骨、肝脏等，就会出现相应的症状，比如头痛、骨痛、肝区疼痛等。

## ❀ 415. 肺癌会发热吗？

一般早期肺癌不会发热，发热多出现于中晚期肺癌患者。肺癌患者可以出现不同程度的癌性发热，体温多在 38.5℃以下，多为低度发热为主。肿瘤患者合并阻塞性肺炎时，可以出现明显的畏寒高热的现象。

## ❀ 416. 肺癌会咯血吗？

肺癌患者会咯血。咯血症状常见于中央型肺癌，主要是由于肿瘤对支气管内壁造成侵犯，致使黏膜破溃出血所引起，通常表现为咯血症状。部分患者肿瘤坏死可引起痰中带血。如果肿瘤组织侵犯到血管，可能会引起短期内大咯血症状。

## ❀ 417. 肺癌会发生转移吗？

肺癌不仅可以在肺内发生转移，还可以通过侵犯邻近器官和结构如胸膜、喉返神经、膈神经、食管、上腔静脉等进行转移。此外，肺癌还可能发生远处转移，常见的转移部位包括颅脑、骨骼、肝脏、胰腺、胃肠道和淋巴结等。

# 四、肺癌的诊断及分期

## ✤ 418. 肺癌依靠什么方法筛查和确诊？

肺癌的检查方式有很多种，包括验血、X 线片、CT 等检查，还有支气管镜和超声支气管镜穿刺活检术等内镜检查，以及纵隔镜、胸腔镜或开胸肺活检等提取肺部组织进行检查等手段。另外，还有痰脱落细胞学检查和病理组织学检查等方法。这些都能用来筛查和确诊肺癌。

## ✤ 419. 肺癌容易被误诊为哪些疾病？

肺癌在诊断时容易与以下疾病混淆：肺结核、肺炎、肺脓肿、结核性胸膜炎、肺隐球菌感染和良性肿瘤如肺内纤维瘤等。这些疾病可能会误导医生的诊断和治疗方法的选择，从而影响肺癌的早期发现和治疗。因此，应该注重对肺癌的鉴别诊断，以避免误诊的发生。

## ✤ 420. 肺癌的影像学检查有哪些？

胸部 CT 可以用来检查肺癌，并且可以看出肺癌的阶段，以及治疗效果和复诊的情况。MRI 可以用来了解胸壁或者纵隔有无被肺癌侵蚀，以及肺上沟瘤和臂丛神经、血管的关系。MRI 也是观察纵隔、肺门大血管等有没有被肺癌侵蚀的首选方法。PET-CT 检查可用于临床分期、评估治疗效果和预后。超声和骨扫描检查也可以作为参考。

## ✤ 421. 肺癌筛查有哪些项目？

最主要是行胸部 CT 检查，低剂量螺旋 CT 筛查可降低高危人群 20% 的肺癌死亡率，是目前最有效的肺癌筛查工具。其对早期肺癌的敏感度是常规 X 线胸片的 4 ～ 10 倍，可以早期检出周围型肺癌。另外还可以进行血常规、血生化项目等检查。

## ✤ 422. 肺癌如何分期？

目前肺癌的分期主要采用 TNM 分期系统。T 代表肿瘤的大小，1 ～ 3cm 称为 $T_1$、3 ～ 5cm 称为 $T_2$、5 ～ 7cm 称为 $T_3$，> 7cm 称为 $T_4$。N 分期指是否有淋巴结转移，分为 $N_0$、$N_1$、$N_2$、$N_3$。M 分期表示的是否有远处转移。如果有远处转移或胸膜腔转移，称为 $M_1$，没有称为 $M_0$。根据 TNM 分期具体的情况，诊断 I 期、II 期、III 期、IV 期，从而为后续的治疗提供理论依据。

# 五、肺癌的治疗方法

## ✦ 423. 肺癌的治疗原则是什么？

肺癌的治疗应当采取多学科综合治疗（MDT）与个体化治疗相结合的原则，即根据患者的机体状况、肿瘤的病理组织学类型和分子分型、侵及范围和发展趋向采取 MDT 的模式，有计划、合理地应用手术、放疗、化疗、分子靶向治疗和免疫治疗等手段，以期达到最大程度地延长患者的生存时间、提高生存率、控制肿瘤进展和改善患者的生活质量的目的。

## ✦ 424. 肺癌早期可以手术治疗吗？

肺癌可以手术治疗。肺切除术是早中期肺癌的主要治疗手段，也是目前临床治愈肺癌的重要方法。肺癌手术分为完全性切除、不完全性切除和不确定性切除。应力争完全性切除，以期达到完整地切除肿瘤，减少肿瘤转移和复发，并且进行精准的病理 TNM 分期，力争明确分子病理分型，指导术后综合治疗。

## ✦ 425. 肺癌手术有哪些并发症？

肺癌手术后出现并发症的概率在 8% ～ 35%。并发症中最常见的是和呼吸、心血管系统有关的一些问题。而肺切除手术比较特别的一点是，它会有一些自己特有的并发症，比如手术后肺断面漏气和支气管胸膜瘘等。

## ✦ 426. 肺癌完全切除是什么？

肺癌要被完全切除，必须满足以下条件。

（1）所有的切割边缘都不能有癌症细胞。

（2）必须进行系统性或叶系统性的淋巴结清扫，共包括 6 组淋巴结。

（3）切除的纵隔淋巴结或肺叶边缘淋巴结不能受到癌症侵犯。

（4）必须切除最高部位的淋巴结，而且切除后显微镜检查显示没有癌症细胞。

## ✦ 427. 早期肺癌术后需要化疗或靶向治疗吗？

早期肺癌手术后，辅助治疗策略的选择需要考虑病理分期和高危因素。

原位癌和微浸润癌的患者不需要辅助治疗，但 IA 期的肺癌患者如果有高危因素，需结合患者意愿、综合评估后决定是化疗还是靶向治疗。 IB 期患者如果有高危因素，手术后建议采取辅助治疗。

## 428. 什么是肺癌化疗？

肺癌化疗是使用化学药物来治疗肺癌的方法。药物可以杀死或阻止癌细胞生长，药物通过静脉注射或口服给药，可单独或组合使用。化疗分为辅助和一线化疗，辅助化疗在手术或放疗后进行，减少复发风险；一线化疗在肺癌确诊后立即进行，帮助缩小肿瘤并延长生存期。

## 429. 肺癌化疗的副作用有哪些？

肺癌化疗最常见的副作用有胃肠道反应，如食欲下降、恶心、呕吐、便秘、腹泻；骨髓抑制，如白细胞和中性粒细胞减少、贫血、血小板减少，肝功能损害；还有脱发、乏力等不良反应。

## 430. 什么是肺癌放疗？

肺癌放疗是肺癌患者通过放射线治疗肿瘤的一种局部治疗方法。放疗一般指放射治疗，其包括放射性核素产生的 α、β、γ 射线和各类 X 射线治疗机或加速器产生的 X 射线、电子线、质子束及其他粒子束等。大多数恶性肿瘤患者在治疗癌症的过程中需要用放射治疗，放射治疗在恶性肿瘤治疗中的作用和地位日益突出，已成为治疗恶性肿瘤的主要手段之一。

## 431. 肺癌放疗的副作用有哪些？

肺癌放疗的副作用因个体差异而异，与受照射部位的体积大小、受照射的部位、剂量、个体易感性以及是否曾接受过放疗、化疗等多种因素有关。一般来说，放疗对血常规的影响并不明显，很少有人因单独放疗而出现严重的骨髓抑制。最常见的副作用是放疗区域的局部反应，即照射野内的放射性改变。

## 432. 什么是肺癌靶向治疗？

肺癌的靶向治疗，就是以肺癌细胞或组织的某些特别变异的基因或分子为瞄准点，用特定的药物精准地阻断这些靶点的工作，从而在分子水平上改变肺癌细胞的恶性行为，让肺癌的生长得到抑制，甚至使肺癌消退。

## 六、肺癌的自我管理

### ❀ 433. 肺癌如何预防？

要预防肺癌，就得避免接触一些可能导致肺癌的危险因素，比如吸烟和呼吸被污染的空气。工作中要注意保护自己，减少可能会危害身体的职业暴露。平时也要保持健康的生活方式，注意休息，经常锻炼以增强免疫力。还要注意饮食健康，多吃水果、蔬菜，保持营养均衡。

### ❀ 434. 肺癌的生存期和预后怎么样？

肺癌生存期和预后受肺癌类型、分期、治疗方式和患者身体状况等多种因素影响。早期肺癌及时采取有效治疗措施预后较好，5 年生存率较高。中晚期肺癌治疗难度较大，预后较差，5 年生存率较低。同时，患者身体状况可能影响肺癌的治疗效果和预后。肺癌生存期和预后因个体差异而异，需综合考虑多种因素。

### ❀ 435. 肺癌手术之后多久需要复诊呢？

肺癌患者术后需定期复诊，监测复发迹象。复诊时间因个体差异而异，通常前两年每 3 ～ 6 个月一次，包括体格检查、实验室检查和影像学检查。医生应对患者进行心理评估。后 3 ～ 5 年，复查间隔时间可适当延长至每 6 ～ 12 个月一次，主要监测肿瘤复发和转移情况，医生据此提供支持和治疗建议。如有异常症状，应立即就医。

## 第六节　肺结核

## 一、肺结核的概述

### ❀ 436. 什么是肺结核？

肺结核是严重危害人类健康的主要传染病之一，是全球关注的公共卫生和社会问题之一，也是我国重点控制的主要疾病之一。肺结核是指由结核分枝杆菌感染引起的，发生在肺组织、气管、支气管和胸膜的结核病变。

## ❀ 437. 什么是结核分枝杆菌？

人肺结核的主要病原体是结核分枝杆菌，感染率超过 90%。这种细菌有较强的生存力，能在干燥环境中存活并抵抗酸碱。结核分枝杆菌在室温或阴暗环境下，能存活 6～8 个月，并具有黏附在飞扬的空气中、尘埃中的能力，能保持传染性达 8～10 天。

## ❀ 438. 什么是非结核分枝杆菌？

非结核分枝杆菌是指除结核分枝杆菌复合群（包括结核分枝杆菌、牛分枝杆菌、非洲分枝杆菌）和麻风分枝杆菌以外的所有分枝杆菌。这些微生物在自然界中广泛分布，如水、土壤和农产品等。它们可引起人类和动物感染，有时甚至会导致严重的临床后果。非结核分枝杆菌的鉴定和分类对于正确诊断和治疗相关感染非常重要。

## ❀ 439. 肺结核和非结核分枝杆菌病有什么不同？

肺结核和非结核分枝杆菌病在病理学、临床表现和诊断方法上不同。结核分枝杆菌引起的肺结核，常侵犯肺组织，症状为咳嗽、咳痰、低热、盗汗等，可通过痰涂片和培养等方法确诊。非结核分枝杆菌病由除结核分枝杆菌的其他分枝杆菌引起，多侵犯肺部以外器官和组织，如骨骼、关节等，需通过病理学检查等方法确诊。

# 二、肺结核的病因及流行病学

## ❀ 440. 肺结核的病因是什么？

结核分枝杆菌进入人体,就会在肺部定植并繁殖,导致肺部炎症和损伤。免疫力下降是肺结核发病的重要因素。患有艾滋病、糖尿病、营养不良等疾病的人，或者长期使用免疫抑制剂的人，都更容易患上肺结核。环境因素也是肺结核发病的重要因素之一。拥挤、通风不良的环境，以及与结核病患者密切接触，都会增加感染风险。不良生活习惯，如吸烟、过度劳累、饮食不均衡等，都会降低人体的免疫力，增加感染结核分枝杆菌的风险。

## ❀ 441. 肺结核的流行病学如何？

肺结核是全球主要公共卫生问题，尤其在低收入和中收入国家。主要影响免疫力弱者，如 HIV 感染者、糖尿病患者等。耐多药结核病和广泛耐药结核病使治疗更困难，对公共卫生构成威胁。早期诊断、规范治疗、隔离措施、改善卫生条件和提高公众认识是控制肺结核的重要手段。世界卫生组织报告显示，结核病是全球排名第 13 位的重大公共卫生问题。结核病也是 HIV 感染者的主要死因，与抗生素耐药现象密切相关。2021 年全球新增结核病患者约 1060 万。2020 ～ 2021 年间，结核病发病率上升 3.6%，凸显了其仍然是危害人类健康的公共卫生问题。

## 442. 我国肺结核发病有何特点？

在我国，肺结核的发病情况不容乐观。根据 2010 年我国第五次结核病流行病学抽样调查的数据，我国结核病年发病率为 78/10 万，现有活动性结核患者 499 万例，患病率为 459/10 万。其中，痰涂片阳性肺结核患者 72 万例，患病率 66/10 万；菌阴肺结核患者 129 万例，患病率 119/10 万。此外，结核病年死亡人数为 5.4 万例，死亡率为 4.1/10 万。结核病发病率最高的地区集中在西部和经济相对落后的省份。

## 443. 肺结核传染性强吗？

肺结核是一种传染性疾病，在我国属于乙类法定传染病，需要到专门的传染病医院治疗。肺结核通过咳嗽、打喷嚏等方式传播。肺结核传染性的大小主要取决于患者痰液中结核杆菌的多少，还有空气中有无结核杆菌。如果一个肺结核患者痰涂片阳性，那就说明他的病菌传染性比较强。但总的来说，只要平时注意卫生，增强免疫力，一般是不会被传染的。

## 444. 肺结核是如何传播的？

肺结核的传播途径主要有 3 种：呼吸道传播、消化道传播和母婴传播。其中，呼吸道传播是最常见的方式。肺结核痰涂阳患者是主要的传染源，他们通过咳嗽、打喷嚏、大笑、大声说话等方式，把带有结核菌的飞沫传播到空气中，其他人如果吸入这些飞沫，就有可能被传染上肺结核。

## 445. 哪些人容易患肺结核？

婴幼儿、老年人和 HIV 感染者因免疫系统问题，对结核病的抵抗力较弱。使用免疫抑制剂和患有慢性疾病如糖尿病、营养不良、恶性肿瘤等免疫力低下的人也易受结核菌感染。这些人应特别注意防范结核病,采取必要的预防措施,如接种卡介苗、避免与结核病患者接触等。

## ❀ 446. 肺结核会遗传吗?

肺结核是呼吸道传染性疾病,与感染结核分枝杆菌有关,不会遗传给下一代。家庭成员感染结核分枝杆菌易导致全家人感染,但非遗传原因。保持室内通风,增强免疫力并避免密切接触结核患者可降低感染风险。

# 三、肺结核的临床表现

## ❀ 447. 肺结核有什么典型的临床症状?

肺结核主要表现为咳嗽、咳痰,痰中带血或咯血。还可出现全身症状,如盗汗、疲乏、间断或持续午后低热、食欲不振、体重减轻等。女性患者可伴有月经失调或闭经。少数肺结核患者起病急骤,有中、高度发热,部分伴有不同程度的呼吸困难。病变发生在胸膜者可有刺激性咳嗽、胸痛和呼吸困难等症状。

## ❀ 448. 肺结核的发热有什么特点?

首先,发热是肺结核最常见的症状之一,多数患者表现为午后潮热,即发热在下午至晚上时间段为多。其次,发热表现为以中低热为主。然而,仍有一小部分患者可出现高热。这些特点有助于医生诊断肺结核和评估病情的严重程度。

## ❀ 449. 肺结核患者会出现咯血吗?

肺结核患者是否咯血与病情相关:一部分患者会出现咯血,其中大部分患者咯血量少,但也可能出现中至大量咯血。患者是否咯血与病情严重程度、感染细菌种类和个体差异有关。及时就医并接受专业治疗和管理是预防和控制咯血的有效途径。

# 四、肺结核的诊断

## ❀ 450. 肺结核都有哪些类型?

肺结核可以根据影像学表现分成五种类型。第一种是原发性肺结核,包括原发病灶和淋巴结肿大或单纯淋巴结肿大；第二种是急性血行播散型肺结核，两肺呈现均匀粟粒阴影；第三种是继发性肺结核，表现多样，轻者斑片、结节及索条影，重者大叶性浸润、干酪性肺炎、多发空洞等，反复迁延可出现肺损毁；第四种是气管支气管结核，气管壁呈现不规则增厚、管腔狭窄或阻塞，狭窄支气管远端肺组织继发性不张或实变、支气管扩张等；最后一种是结核性胸膜炎，干性胸膜炎无影像表现，渗出性胸膜炎呈现胸腔积液。

### 451. 原发性肺结核影像学有哪些特点？

原发性肺结核的典型影像学表现为原发综合征，即肺部原发病灶、淋巴管炎和肺门淋巴结会同时出现肿大现象。在进行 X 线检查时，肺部可以观察到哑铃状的阴影。

### 452. 继发性肺结核影像学有哪些特点？

继发性肺结核在影像学上有多种表现。在病情发展过程中，有多种病变同时出现，比如浸润、增殖、干酪和纤维钙化等，这些病变的密度各不相同。此外，病变的边缘也比较清楚，变化速度比较慢。这些特点使得肺部容易形成空洞，也更可能传染给他人。

### 453. 什么是结核性胸膜炎？

结核性胸膜炎是由于结核杆菌及其自溶产物或代谢产物进入机体后引发的胸膜炎症反应，可分为干性胸膜炎和渗出性胸膜炎两种类型。在病情发展过程中，可能会表现为胸腔积液，也可能演变成胸膜结核瘤，甚至形成脓胸。

### 454. 什么是气管、支气管结核？

气管、支气管结核是结核病在气管和支气管黏膜、黏膜下层、平滑肌层、软骨及外膜的病变，是结核病中一种特殊的临床类型。这种病变会导致气管或支气管壁出现不规则增厚、管腔狭窄或阻塞等情况，并且可能进一步引发远端肺组织的继发性不张或实变、支气管扩张以及其他部位支气管播散病灶等问题。

## ❀ 455. 什么是肺结核球？

肺结核球是肺结核在肺部的一种特殊病变，其形成原因通常是干酪样病变逐渐被吸收，同时周围纤维组织对其进行包裹，从而形成球状结构。这种病变通常存在钙化现象，并可能伴有周围小结节样的卫星病灶。

## ❀ 456. 肺结核为什么容易出现肺部空洞？

结核菌毒性比较强的时候，就容易感染肺部，使得肺组织出现坏死和脱落。这些坏死和脱落的组织有的会被咳出来，有的会被身体吸收掉，时间一长，肺部就会出现空洞。

## ❀ 457. 什么是 PPD 皮试？

PPD 皮试，又称结核菌素皮肤试验，是一项用于检测结核分枝杆菌感染的检测方法。在注射结核菌素后 48 ～ 72 小时，对试验结果进行判读。若出现阳性反应，且反应越强烈，则表明受试者感染结核分枝杆菌的可能性越大。尤其对于婴幼儿和青少年，该检测结果具有较大的参考价值。

## ❀ 458.PPD 皮试阴性可以除外结核吗？

PPD 皮试阴性并不能完全排除结核病的可能。这是因为结核分枝菌感染后需要 4 ～ 8 周才能建立充分的变态反应，在此期间，结核菌素试验可能呈现阴性。此外，免疫力低下时，如存在营养不良、HIV 感染、麻疹、水痘、癌症、严重的细菌感染包括重症结核病，如粟粒性肺结核病和结核性脑膜炎等，PPD 结果多为阴性和弱阳性。因此，PPD 皮试阴性不能作为排除结核病的依据。

## ❀ 459.PPD 皮试阳性就是患有结核吗？

PPD 皮试阳性不一定是结核病，只能说明感染了结核分枝杆菌。试验结果与结核病严重程度或是否活动无关。PPD 强阳性可能提示活动性结核灶。3 岁以下未接种卡介苗的儿童 PPD 阳性可能是由于近期感染结核杆菌，但也可能是接种卡介苗的副作用。PPD 皮试阳性不能确诊结核病，医生需综合考虑患者病史和其他检查结果来做出准确诊断。如有结核病疑虑或症状，请及时咨询专业医生。

## ❀ 460. 什么是 γ- 干扰素释放试验？

γ- 干扰素释放试验是一种用于检测结核分枝杆菌感染的方法。通过使用结核分枝杆菌特异抗原（ESAT-6、CFP-10 或 TB7.7）刺激 T 淋巴细胞，该试验能够检测到机体是否释放了 γ- 干扰素。如果试验结果为阳性，则表明个体曾经感染过结核分枝杆菌。

## ❀ 461. 什么是痰涂阳？

痰涂阳是指痰液的抗酸杆菌涂片检查结果呈阳性。痰液抗酸杆菌涂片检查是一种常用的临床筛查肺结核方法，用于检测结核分枝杆菌等抗酸杆菌的存在。该方法通过染色技术将分枝杆菌染成红色，以便在显微镜下观察和识别。

## ❀ 462. 为什么怀疑肺结核要反复留痰化验？

肺结核患者的排菌具有间断性和不均匀性的特点，所以要多次留痰化验。初诊患者至少要送 3 份痰标本，包括清晨痰、夜间痰和即时痰，复诊患者每次需送两份痰标本。无痰患者可采用痰诱导技术获取痰标本。

## ❀ 463. 痰涂片抗酸染色阳性一定是肺结核吗？

痰抗酸杆菌涂片检查通过染色方法将分枝杆菌染成红色。分枝杆菌由结核分枝杆菌复合群和非结核分枝杆菌组成。其中结核分枝杆菌复合群即为肺结核的致病菌。所以说，抗酸涂片阳性，只能说明分枝杆菌感染，并不能区别结核或非结核分枝杆菌，需进一步完善痰分枝杆菌培养、痰结核分枝杆菌核酸检测等进一步明确。

## ❀ 464. 肺结核的并发症有哪些？

肺结核如未能及时治疗，可能引发一系列并发症。这些并发症包括但不限于肺部损毁、咯血、气胸、脓胸、肺气肿、慢性肺源性心脏病、肺曲菌病、结核性脓胸及支气管扩张等肺部病变，同时还可能并发肺外结核。

# 五、肺结核的治疗方法

## 465. 肺结核如何治疗？

肺结核的治疗主要依靠抗结核药物，治疗分两个阶段，强化阶段和巩固阶段。常用的药物有很多，比如异烟肼、利福平、吡嗪酰胺、乙胺丁醇和链霉素等。治疗需要在专业的医生监督下进行，保证效果和安全。一般来说，疗程是 6 个月，但是如果合并有支气管、肺或淋巴结结核，则需要治疗 6～9 个月。如果合并有尘肺或者糖尿病，疗程可能需要延长至一年。

## 466. 肺结核治疗要遵循哪些基本准则？

结核病化学治疗的基本原则是早期、规律、全程、适量、联合。

（1）一旦发现有肺结核的症状，就应该及时治疗，不要拖延。

（2）治疗肺结核的药物，一定要按照医生的建议，按时按量服用，不能时多时少。

（3）肺结核的治疗过程通常比较长，需要有一定的耐心，不能随意停药。

（4）服用治疗肺结核的药物要适量，过多或过少都是无益的。

（5）为有效治疗肺结核，通常会联合使用几种药物，不要随意更换药物或者更改剂量。

## 467. 服用抗结核药物需注意哪些事项？

必须在结核病专科医生的指导下使用药物。应定期复查肝功能、肾功能、血常规等指标，并观察是否存在胃肠道刺激、精神兴奋、感觉异常、皮疹过敏、肌痛、周围神经炎、耳鸣、重听、眩晕、视物模糊或视野缩小、辨色能力下降等不适。若出现上述不适症状应及时就诊，调整药物剂量或种类。

## 468. 复发性涂阳肺结核如何治疗？

对于复发性涂阳肺结核的治疗，应首先考虑进行痰结核杆菌药敏试验。若药敏试验结果显示敏感，可继续采用异烟肼、吡嗪酰胺、利福平、乙胺丁醇和链霉素等一线抗结核药物进行治疗。

## 469. 耐多药肺结核如何治疗?

耐多药结核病是指对异烟肼或利福平耐药或二线抗结核药物耐药的结核病。治疗时应了解用药史、该地区常用抗结核药物和耐药流行情况；尽量做药敏试验；尽可能采用新一代的氟喹诺酮药物，治疗方案至少包含 4 种二线敏感药物，药物剂量依个体体重决定；加强期为 8 个月，总治疗期为 20 个月或更长，以治疗效果决定。以痰培养为准来监测治疗效果。

## 470. 什么是结核预防化学治疗?

结核预防化学治疗是指对于存在结核感染高危因素的人群，包括 HIV 感染者、涂阳肺结核患者的密切接触者、未经治疗的肺部硬节纤维病灶（无活动性）者、矽肺患者、糖尿病患者、长期使用糖皮质激素或免疫抑制剂者、吸毒者、营养不良者、儿童青少年结核菌素试验硬结直径 ≥ 15mm 者等，应用异烟肼、利福平、利福喷汀等药物进行预防性治疗。这种治疗需要在专业医生的指导下进行，以达到有效预防结核病的目的。

## 471. 肺结核咯血怎么治疗?

咯血是肺结核常见症状之一。如出现咯血，应及时就医。少量咯血，以卧床休息为主，消除紧张情绪，应用止血敏（酚磺乙胺）、安络血（卡巴克洛）等止血治疗。大量咯血需应用垂体后叶素等药物治疗。对支气管动脉破坏的大咯血，可采用支气管动脉栓塞法介入治疗。

## 472. 肺结核可行外科治疗吗?

如经合理化学治疗后无效、多重耐药菌的厚壁空洞、大块干酪灶、结核性脓胸、支气管胸膜瘘和大咯血保守治疗无效者，可行外科手术治疗。

## 473. 肺结核可以治愈吗?

肺结核能否治愈取决于病情、患者身体状况及抗结核治疗情况。早期合理治疗可治愈几乎所有痰结核菌阳性患者。病情严重或身体状况差的患者治疗难度大，治愈可能性低。早期发现并确诊肺结核，特别是痰结核菌阳性患者并给予合理治疗是防结核的关键。

## 474. 肺结核治愈后会再复发吗?

肺结核经过规律、正规的抗结核治疗，大多数患者是可以痊愈的。如果不规律、不规则用药，很容易产生耐药性，从而使肺结核迁延不愈转为慢性，成为复发性肺结核。

## 六、肺结核的自我管理

### ✦ 475. 如何预防肺结核？

预防肺结核的方法包括接种卡介苗和提高抗感染与自我保护能力。卡介苗适用于未感染结核菌者，尤其适用于新生儿和婴幼儿。要提高抗感染和自我保护能力，应养成良好的卫生和健康习惯，如不吸烟、不酗酒、勤洗澡、保证充足睡眠、保持均衡的膳食和营养、加强体育锻炼、预防感冒、合理使用抗生素、减少与结核患者的接触。结核菌主要通过呼吸道传播，因此禁止肺结核患者随地吐痰也可有效预防感染肺结核。

### ✦ 476. 如何护理肺结核患者？

护理肺结核患者要注意保持室内空气清新，勤洗澡、换衣，护理人员要戴口罩，接触痰液后要洗手。咯血患者要保持其呼吸道通畅，取患侧卧位，对患者的痰、日用品等进行消毒处理。患者用过的食具可煮沸，被褥在烈日下晒，痰盒、便器可用 5%～10% 来苏水浸泡。患者治疗期间要按时服药，注意休息，避免重体力劳动，高蛋白、易消化饮食，多摄入蔬菜及水果等富含维生素的食物，适当户外活动和晒太阳，保持良好心态。

### ✦ 477. 肺结核患者的家属如何避免被传染？

为防止肺结核患者的家属被感染，应采取以下措施：患者积极治疗，家属戴口罩，保持空气流通，注意个人卫生习惯，勤洗手，避免共用餐具等密切接触行为，患者用品和环境经常消毒处理。这些措施可降低家庭中肺结核患者的家属被感染的风险。

### ✦ 478. 杀灭结核杆菌的方法有哪些？

杀灭结核杆菌的方法有暴晒、煮沸和高压蒸汽消毒、酒精消毒、紫外线照射和 84 消毒液消毒。暴晒约 2 小时可杀灭结核杆菌，煮沸和高压蒸汽消毒需温度达 100℃并保持 5 分钟，酒精消毒用 75% 乙醇只需作用 2 分钟，紫外线消毒灯照射需保持 0.5～1m 距离 30 分钟，84 消毒液 0.5% 浓度下保持 15 分钟可杀灭结核杆菌，但对痰液中的结核杆菌可能不适用。

### ❀ 479. 肺结核患者需要筛查肺功能吗？

肺结核患者是否可以进行肺功能筛查这一问题，应根据具体情况进行评估。考虑到肺结核是一种传染性疾病，一般不建议进行肺功能检查，因为这有可能导致结核杆菌的播散。然而，在某些特殊情况下，如患者需要进行术前肺功能评估，且无咯血等肺功能检查禁忌，可以在必要的情况下进行肺功能检查。在任何情况下，应根据医生的建议和患者的具体病情来决定是否进行肺功能检查。

### ❀ 480. 肺结核患者如何进行用药的自我管理？

首先，患者需充分了解结核病相关知识，才能有效地减轻负面情绪、增强信心。其次，患者需严格遵守医生建议和处方，按时按量按频率服药，遵循"早期、规律、适量、全程、联合"的治疗原则。最后，患者需要定期接受相关检查，监测药物效果及副作用，如出现不良反应及时就医。

### ❀ 481. 肺结核患者如何进行饮食的自我管理？

肺结核为慢性消耗性疾病，饮食必须符合高热量、高蛋白、丰富的维生素及微量元素的要求。保证蛋白质、脂肪、维生素、膳食纤维的摄入。避免辛辣、刺激的食物。

### ❀ 482. 肺结核患者可以结婚生子吗？

患者如处于肺结核治疗时期，需严格避孕，结核感染及抗结核药物对母体妊娠及胎儿发育均有不利影响。如肺结核已治愈，至少停药 1～1.5 年，经过检测显示身体健康、条件允许的情况下，可以正常妊娠并生育。

## 第七节　胸腔积液

### 一、胸腔积液的概述

### ❀ 483. 什么是胸腔积液？

胸膜腔是位于肺和胸壁之间的一个潜在的腔隙。在正常情况下脏层胸膜表面上有一层很薄的液体，在呼吸运动时起润滑作用。任何因素使胸膜腔内液体形成过快或吸收过缓，导致胸膜腔内液体异常积聚时，即为胸腔积液，简称胸水。

## ❖ 484. 胸腔积液会传染吗？

胸腔积液是否存在传染性取决于其病因。在大多数情况下，胸腔积液，无论是由于结核杆菌感染还是恶性肿瘤转移至胸膜所引起的，都不会通过呼吸道传染给他人。

## 二、胸腔积液的病因及流行病学

## ❖ 485. 胸腔积液的病因是什么？

胸腔积液是由多种病因引起的。局部病因包括胸膜炎症、外伤、手术或者邻近器官病变等。全身病因包括感染、肿瘤、循环障碍、代谢性疾病以及急性失血等。胸腔积液的病因诊断需要根据病史、临床表现、相关检查以及病理组织学检查等综合分析得出。

## ❖ 486. 如何明确胸腔积液病因？

胸腔穿刺和胸水检查是明确胸腔积液病因的方法。大多数情况下，都是通过分析胸水来确定胸腔积液的原因。如果怀疑胸水性质是渗出液，则需要进行穿刺检查，而如果是漏出液，则不需要穿刺。如果无法确定胸腔积液的性质，也应该进行穿刺检查。在检查时，需要注意胸腔积液的外观和气味，检测其中的细胞、pH 和葡萄糖含量，并进行病原体等方面的检查，以确定胸腔积液的病因。

## ❖ 487. 胸腔积液的流行病学如何？

胸腔积液的发病率和死亡率因地区、人群、病因不同而异，与地理、气候、吸烟率、空气质量、人口密度、社会经济地位等因素有关。在北美和欧洲等工业化程度较高的地区，患病率较高，与吸烟率、空气污染水平较高有关。在发展中国家，患病率较低，但随着工业化进程加快，可能会逐渐增加。老年人、患有慢性疾病的人群也可能更容易患上这种病症。

## ❖ 488. 胸腔积液是如何形成的？

胸腔积液是在多种病理因素作用下，胸膜腔内液体异常积聚的现象。

在正常生理情况下，人体胸膜腔内的液体处于动态平衡状态，当这种平衡被打破，如液体产生过多或吸收减少，或者出现炎症、肿瘤、创伤等病理情况时，就会导致胸腔积液的形成。

## ❁ 489. 哪些人容易出现胸腔积液？

胸腔积液可发生在任何年龄，高发年龄段为 40 ～ 60 岁。遗传因素和一些疾病如囊性纤维化、$\alpha_1$- 抗胰蛋白缺乏病等可能增加发病风险。长期接触有害物质、缺乏运动等因素可能增加发病风险。肺炎、肺癌、心力衰竭、肝病等其他疾病也可能导致胸腔积液。以上因素仅在一定程度上增加发病风险，具体需由医生诊断确定。

## ❁ 490. 胸腔积液会遗传吗？

胸腔积液的产生主要是由于疾病累及胸膜，是胸膜腔内的液体形成过快或吸收过慢，从而使液体蓄积在胸膜腔内导致的。导致胸腔积液的疾病有结核性胸膜炎、结缔组织病、恶性肿瘤等，所以胸腔积液大多是由后天疾病所导致的，一般不会遗传。

# 三、胸腔积液的临床表现

## ❁ 491. 胸腔积液有什么症状？

胸腔积液的临床症状主要与胸膜腔内的积液量相关。在积液量较少的情况下，可能不会出现明显的症状。然而，当胸膜腔内含有大量积液时，可能会导致明显的心悸和呼吸困难，呼吸困难是最常见的症状，通常伴有胸痛和咳嗽。严重的情况下甚至可能导致呼吸衰竭。

## ❁ 492. 胸腔积液会发热吗？

胸腔积液患者存在发热的可能。发热通常由胸腔内的感染引发，例如细菌感染导致的肺炎旁胸腔积液，可能引发不同程度的发热，特别是形成脓胸时，可能出现高热。此外，结核性胸腔积液患者可能表现出低热，而在继发细菌感染的情况下，可能出现结核性脓胸，表现为高热。

## ❁ 493. 胸腔积液会胸痛吗？

胸腔积液患者会出现胸痛症状。重症肺炎引发的胸腔积液由于肺组织受各类病原体感染，导致其产生严重损害，故患者出现胸痛。恶性肿瘤引发的胸腔积液，胸腔内大量液体对肺组织造成一定压迫时，也可能会引发胸痛。

## ❀ 494. 胸腔积液会发展成脓胸吗？

胸腔积液有可能发展成脓胸。脓胸是指胸腔内因致病菌感染而形成积脓，常因未能有效控制肺部感染，致病菌直接穿破胸腔而引发。当患者胸腔部位遭受细菌等致病菌入侵后，可能会引发炎症反应，导致脓液样积液的形成。

## 四、胸腔积液的诊断

## ❀ 495. 如何诊断胸腔积液？

在评估患者是否存在胸腔积液时，医生通常会综合考虑患者的症状、体征以及 X 线检查和超声检查结果。对于典型的胸腔积液患者，诊断一般较为容易，但在不典型的情况下，如早期少量胸腔积液或是部位不典型的胸腔积液，如肺底积液、叶间胸膜积液、包裹性积液等，诊断较为困难。此时，医生需要综合运用各种检查手段，全面分析临床资料以做出准确的判断。

## ❀ 496. 胸腔积液诊断需完善什么检查？

为了进一步明确诊断和确定胸腔积液的性质，以下检查方法是必要的：胸腔穿刺，以及细胞分类计数、总蛋白、乳酸脱氢酶（LDH）、腺苷脱氨酶（ADA）等生化指标的测定。此外，还可以采用 X 线检查、核素扫描、超声检查、支气管镜检查、胸膜活检、胸腔镜检查和开胸活检等手段进行进一步的诊断和鉴别诊断。

## ❀ 497. 结核性胸膜炎的胸腔积液有什么特点？

胸结核性胸膜炎的胸腔积液具有以下特征：胸腔积液是渗出液；发病人群以青壮年为主；胸腔积液增多后胸痛可能减轻或消失，但会出现气急等呼吸系统症状。此外，还常伴有干咳、潮热、盗汗和消瘦等结核中毒症状。胸水检查显示以淋巴细胞为主，蛋白质含量较高，ADA 及 γ-干扰素水平增高。沉渣中可能找到结核分枝杆菌或培养阳性。值得注意的是，老年患者可能不出现发热，结核菌素试验结果也可能为阴性。

## 498. 什么是恶性胸腔积液？

恶性胸腔积液常见于中老年患者，且多为单侧胸腔积液。其发病原因可能包括肺癌、乳腺癌等恶性肿瘤的胸膜转移、胸膜间皮瘤、恶性淋巴瘤、霍奇金病、淋巴肉瘤等。当40岁及以上的患者出现胸腔积液，特别是血性胸腔积液，且结核中毒症状不明显，胸液中未找到抗酸杆菌时，应考虑恶性积液的诊断。在抽液减少积液量后，及时进行胸部及全身CT检查有助于发现癌性肿块。

## 499. 什么是胸膜间皮瘤？

胸膜间皮瘤是原发性胸膜肿瘤，可分局限型和弥漫型，多在40岁以上发病。弥漫型表现为存在胸腔积液，有胸痛、呼吸困难、血性胸液和胸膜增厚症状，X线胸片可见胸膜不规则起伏或结节状增厚，胸液检查可发现肿瘤细胞。局限型可没有症状，可表现为咳嗽、胸痛、发热、胸腔积液，X线胸片可见大小不等的球形或椭圆形阴影。

## 500. 什么是乳糜胸腔积液？

乳糜胸腔积液是胸腔内出现高脂肪浓度的积液，当胸水中脂肪浓度超过400mg/100ml时，称为乳糜性胸腔积液。胸腔积液外观呈白色乳糜状，静止时分层。该种胸腔积液少见，其形成原因是胸导管受病理因素影响，如丝虫病性肉芽肿、纵隔肿瘤等，导致胸导管破裂，乳糜液渗出并流入纵隔，最终积聚于胸腔内。

## 501. 什么是脓性胸腔积液？

脓性胸腔积液，也称脓胸，由肺炎、肺脓肿或支气管扩张感染引起。当积液呈脓性时，即称为脓胸。其特征为血白细胞计数升高、中性粒细胞比例增加及出现核左移现象。X线影像最初表现为肺实质浸润影或肺脓肿和支气管扩张的表现。急性脓胸症状包括高热和胸痛等，慢性脓胸症状为胸膜增厚、胸廓塌陷、慢性消耗以及杵状指（趾）。脓性胸腔积液的胸水颜色为草黄色且具有脓性、黏稠的特点。检查时，积液中可找到细菌或脓液细菌培养结果呈阳性。

## 502. 肺部感染会导致胸腔积液吗?

肺部感染有可能会导致胸腔积液。肺部感染是一种常见的呼吸道疾病,主要是由于受到细菌或者病毒感染引起的,一般会出现咳嗽、发热、呼吸困难等症状。如果肺部感染的病情比较严重,可能会引起胸腔积液,因为肺部感染会使胸膜腔内出现炎性渗出液,如果没有及时治疗,会导致炎性渗出液逐渐增多,从而出现胸腔积液的情况。

## 503. 心力衰竭会导致胸腔积液吗?

心力衰竭时有可能会出现胸腔积液。当心力衰竭时,心脏的泵功能明显减退,血液聚集在外周血管,就会使外周血管的压力增高,回心血量减少,导致血液淤滞在肺血管内,使大量液体从肺血管渗透到胸腔内,引起胸腔积液和水肿。

## 504. 肾衰竭会导致胸腔积液吗?

肾衰竭时有可能会出现胸腔积液。肾衰竭是由于各种原因导致肾脏功能下降而引起的临床综合征,病因可能是急性肾损伤、慢性肾衰竭、肾小球肾炎等。肾衰竭可能会导致体内的水分无法正常排出,从而使液体在胸腔内积聚,出现胸腔积液的情况。

## 505. 肺癌会导致胸腔积液吗?

肺癌会出现胸腔积液。如果癌细胞直接侵入到胸膜,可能会导致胸膜的渗透性升高,从而产生大量的胸腔积液;如果癌细胞转移到胸膜,会导致胸膜损伤,使炎性细胞浸润,出现炎症反应,从而形成胸腔积液;肺癌可能会影响到淋巴循环,导致淋巴循环受阻,从而出现大量的恶性胸腔积液。

## 506. 肝硬化导致的胸腔积液有什么特点?

肝硬化导致的胸腔积液多为漏出液,主要表现为肝硬化与胸腔积液的临床特征。肝硬化主要表现为肝功能减退和门静脉高压。胸腔积液的症状主要跟胸水量的多少相关,少量胸水一般没有明显症状,伴随胸水的增多,可以发生不同程度的呼吸困难、咳嗽、胸痛。

### ❖ 507. 什么情况下需行胸腔穿刺术?

原因不明的胸腔积液或积气,不明原因的胸膜病变,需抽液或抽气减轻胸腔压力,或需胸腔内注射药物,在患者病情允许且无禁忌证的情况下,建议行胸腔穿刺检查,尽快明确病因及指导治疗。

### ❖ 508. 胸膜疾病诊断可进行哪些侵入性检查?

针对胸膜疾病的侵入性检查包括胸膜活检、胸腔镜、支气管镜和开胸活检检查等。这些检查方法对于胸膜腔积液的诊断以及胸膜疾病的良恶性鉴别具有重要价值。

### ❖ 509. 胸部超声发现的胸腔液体一定是胸腔积液吗?

胸部超声观察到胸腔内存在液体并不一定代表患有胸腔积液。胸腔积液仅仅是可能的情况之一。此外,巨大的肺脓肿、大量心包积液或胸腔内生长的巨大血管瘤等也可能引起类似现象。因此,医生通常需要通过综合考虑患者的临床表现、病史、体格检查以及其他相关的实验室检查,才能做出准确的诊断结论。

### ❖ 510. 为什么胸腔积液穿刺前要进行胸腔超声定位检查?

在胸腔积液穿刺前进行胸腔超声定位检查具有重要意义。通过这一检查,能够降低操作风险,选择最适当的穿刺部位,并确保穿刺操作避开重要的内脏器官,从而减少潜在的并发症和风险。此外,胸腔超声定位检查还可以在胸腔积液穿刺过程中引导穿刺针准确进入胸腔,减少意外情况的发生,避免穿刺操作对内脏造成损伤。因此,我们推荐在超声引导下进行胸腔穿刺,以确保操作的安全和准确。

## 五、胸腔积液的治疗

### ❖ 511. 胸腔积液如何治疗?

针对胸腔积液的治疗,首要的是针对病因进行治疗。在胸腔积液量较少且未出现明显症状的情况下,一般只需对原发性疾病进行相应治疗,而不必专门针对胸腔积液本身采取干预措施。然而,一旦出现明显的症状,在明确诊断后,根据不同的病因采取针对性的治疗措施,同时也会采取一些减少胸腔积液产生的手段。

## 512. 结核性胸腔积液如何治疗？

治疗结核性胸腔积液应遵循活动性结核病的治疗原则。休息、营养支持和对症治疗是常规治疗措施。除此之外，积极长期使用抗结核药物和抽取胸液合并糖皮质激素治疗也是必要的。这些综合治疗措施可以有效地控制结核性胸腔积液的症状，预防并发症的发生，促进患者康复。

## 513. 肺炎导致的胸腔积液如何治疗？

对于由肺炎引起的胸腔积液，治疗方法主要包括合理选用抗生素以控制感染，以及胸膜腔引流。在某些情况下，可能会采用胸腔镜检查辅助治疗。若积液转为慢性脓胸，则可能需要考虑通过外科手术治疗来达到治愈的目的。

## 514. 肺癌导致的胸腔积液如何治疗？

肺癌导致的胸腔积液需同时关注胸腔积液和原发病的治疗。胸腔积液生长迅速时，需反复穿刺抽液减轻症状。原发病治疗包括放化疗、药物治疗、手术治疗。恶性胸水通常见于肺癌晚期，部分病例可用化疗，若效果不佳或无法适用，考虑胸膜粘连、化学性胸膜固定术、胸腔内插管持续引流、胸 - 腹腔分流术、胸膜切除术等方法。

## 515. 心力衰竭导致的胸腔积液如何治疗？

对于由心力衰竭引发的胸腔积液，治疗方法主要包括充分休息，避免过度活动，可采取氧疗以缓解症状。此外，我们需要积极对心力衰竭进行控制，可运用利尿剂来排出体内多余的体液。若胸腔积液病情较重，可考虑进行胸腔穿刺、肋间置管引流等治疗方法。

## 516. 肝硬化导致的胸腔积液如何治疗？

肝硬化导致的胸腔积液，首先要积极治疗肝硬化。如果胸腔积液存在细菌感染，要积极选择敏感的抗生素进行治疗；如果存在真菌感染，需要考虑抗真菌的药物；如果存在白蛋白减低，需要考虑输注白蛋白进行支持治疗，同时可以考虑使用利尿的药物进行治疗；如果出现大量的胸腔积液造成了压迫呼吸，可以考虑抽取胸腔积液缓解症状。

### 517 肾衰竭导致的胸腔积液如何治疗？

对于由肾衰竭引起的胸腔积液，患者应遵循低盐饮食的建议，并控制液体的摄入量。在液体摄入量增加的情况下，应确保液体的排出量大于摄入量，可考虑使用利尿剂来帮助排出体内的水分。另外，规律性的透析治疗可超滤多余的液体，使其排出量大于摄入量，从而有效控制胸腔积液。

### 518. 什么是胸腔闭式引流？

胸腔闭式引流是一种在医学上应用广泛的治疗或诊断方法，其主要目的是通过特定的管道将胸腔内的气体或液体排出，或者收集胸腔内的液体以进行相关检查。这种治疗方法需要将引流管的一端插入胸腔内，而另一端则连接到一个较低位置的水封瓶，使得气体或液体可以顺利排出，同时保持胸腔内的压力稳定，以促进肺组织的恢复和功能的重塑。

### 519. 胸腔积液的并发症有哪些？

胸腔积液若由感染引起，可能导致严重感染、高热、咳嗽、胸痛，威胁生命，长期存在可能压迫肺部，导致肺功能下降，呼吸困难，严重时导致慢性肺病。若由心力衰竭引起，积液可能增加心脏负担，加重心力衰竭、心悸、气促，严重时休克。长期存在可能导致胸膜粘连，引起胸痛、呼吸困难，严重时肺不张。若由肿瘤引起，积液可能促进肿瘤转移，危及生命。

## 六、胸腔积液的自我管理

### 520. 如何对胸腔积液患者进行家庭护理？

胸腔积液家庭护理需注意：保持良好生活习惯，注意休息和饮食，避免潮湿环境，避免生冷食品和暴饮暴食，注意保暖避免感冒，保持心情愉悦，避免情绪波动诱发咳嗽，及时就医并按医生建议治疗。

### 521. 胸腔积液患者能够参加运动吗？

胸腔积液患者能否运动视情况而定。轻症患者可运动，促进新陈代谢和血液循环；重症患者需暂停或减少运动。患者应避免剧烈运动，根据医生建议选择适当运动方式和强度，运动中出现胸痛、气短等症状时应立即停止并寻求医疗帮助。患者应在医生指导下进行治疗和康复，避免对身体造成不必要的损伤。

## 522. 结核性胸腔积液患者的居家注意事项有哪些？

结核性胸腔积液患者在家庭生活中应注意高蛋白、高维生素、易消化饮食，合理休息与活动，不要随意停止或遗漏服药，定期复查。配合治疗和听从注意事项有助于病情好转与康复。

## 523. 心力衰竭导致的胸腔积液患者的居家注意事项有哪些？

心力衰竭导致的胸腔积液患者日常饮食应减少钠盐的摄入。急性发作期限制体力活动，卧床休息，在病情稳定期需进行适当运动。需遵医嘱使用呋塞米片、螺内酯片等利尿剂，配合使用马来酸依那普利片、盐酸贝那普利片等药物。

## 524. 肝硬化导致的胸腔积液患者的居家注意事项有哪些？

患者应摄入高热量和高蛋白的食物，以保证身体的营养和促进恢复。患者应注意休息，避免过度劳累，但也应适当进行运动锻炼以增强身体的免疫力。患者应保持充足的睡眠时间，养成良好的生活习惯，有助于身体康复。酒精和烟草会对肝脏造成损害，因此患者应积极戒烟戒酒。患者应注意保暖，避免受寒引起感冒。这些措施可以帮助患者有效地改善肝硬化所致胸腔积液的状况，减轻病痛并提高生活质量。

## 525. 肾衰竭导致的胸腔积液患者的居家注意事项有哪些？

肾衰竭导致的胸腔积液患者应注意低盐饮食，限制入液量。做好保暖措施，注意休息，避免过度劳累。注意保持良好的心态，避免情绪激动，注意清淡饮食，避免食用辛辣刺激性食物。遵医嘱应用利尿剂。

## 526. 胸腔积液患者需要定期复诊吗？

胸腔积液患者需要定期复诊。由于胸腔积液往往是某种潜在疾病的表现，因此在治疗胸腔积液后，为确保病情得到有效控制并预防复发，定期复诊是必要的。在复诊过程中，可以对原发病进行持续监测与治疗，以降低胸腔积液再次出现的风险。

### ❀ 527. 胸腔积液患者居家出现哪些症状需要就诊?

胸腔积液患者居家时如出现呼吸困难、胸闷、气促、咳嗽、咳痰和咯血、胸痛等症状,需要及时就诊,通过医院的检查来判断病情的严重程度并接受相应治疗。

### ❀ 528. 胸腔积液的患者预后如何?

胸腔积液患者的预后主要取决于积液的性质。若为良性胸腔积液,通过积极有效的治疗,其预后一般较为理想;若为恶性胸腔积液,其预后通常受到恶性肿瘤病程的影响,因此整体预后一般较差。

# 第八节　间质性肺疾病

## 一、间质性肺疾病的概述

### ❀ 529. 什么是间质性肺疾病?

间质性肺疾病,也称为肺间质性疾病,是一类以肺间质为主要病变部位的疾病。肺间质是指肺泡与肺血管、支气管、淋巴结和结缔组织之间的区域,因此,间质性肺疾病主要影响这些部分的功能。

### ❀ 530. 间质性肺疾病与肺癌有什么关系?

间质性肺疾病与肺癌关系未明,但间质性肺疾病患者患肺癌的风险增加,可能是由于炎症导致机体对致癌物质的易感性增加。治疗间质性肺疾病的某些药物可能也与肺癌的发生有关。建议间质性肺疾病患者密切关注健康状况,及时进行肺癌筛查。

## 二、间质性肺疾病的病因及流行病学

### ❀ 531. 间质性肺疾病的病因是什么?

间质性肺疾病的发病原因可涉及多种诱因,涵盖环境因素、药物因素以及某些自身免疫性疾病,然而在大部分情况下,其具体病因尚未得到确切阐明。

## ❀ 532. 间质性肺疾病是如何形成的?

间质性肺疾病是一种复杂的肺部疾病,它的原因很多样,包括吸入粉尘、有害气体或者有机化合物,或患有一些特殊的疾病,比如肉芽肿性疾病和结缔组织疾病等,都可能导致间质性肺疾病的发生。除此之外,职业或者环境的暴露、药物对肺的毒性、放射性肺损伤及某些病原体感染等也可能成为间质性肺疾病的发病原因。

## ❀ 533. 如何明确间质性肺疾病病因?

确定间质性肺疾病的病因是至关重要的。在已知的间质性肺疾病中,约 1/3 可以通过各种手段查明原因,而其余 2/3 原因尚不明确。其中,特发性间质性肺炎是一种常见的原因不明的间质性肺疾病。医生会详细询问患者的职业环境、接触史、用药史及家族史,同时进行详细的血清学检查,这些信息将为明确诊断提供重要的线索和依据。

## ❀ 534. 间质性肺疾病的流行病学如何?

间质性肺疾病是影响肺部的疾病,患病率很高,每千人中就有大约 6.7 人患有这种疾病,但实际情况下可能更为严重。间质性肺疾病的发病率也在持续上升,可能与环境因素、职业暴露、遗传因素等多种因素有关。

## ❀ 535. 哪些人容易患间质性肺疾病?

间质性肺疾病是影响肺部间质组织的疾病,有以下特征的人群易患:老年人,女性,家族中有肺部疾病史者,长期接触有害物质工作者,自身免疫性疾病、结缔组织病患者等。每个人的情况不尽相同,需经医生评估和确诊。

## ❀ 536. 间质性肺疾病会遗传吗?

间质性肺疾病是影响肺部间质组织的疾病,症状包括呼吸困难、咳嗽和胸部不适。多种原因可导致其发病,但无证据显示其具有遗传性,某些基因可能增加个体患病风险,家族研究也表明家族中有此类患者的人更容易患上此病,但这是由于共享的环境因素或基因交互所致。

## ❀ 537. 吸烟与间质性肺疾病有关吗?

科学研究已经表明,吸烟与间质性肺疾病的发生确实有联系。吸烟容易引起肺部的一些问题,比如慢性炎症和肺组织受损,这些都可能增加患间质性肺疾病的风险。因此,应尽量避免吸烟和被动吸烟,保持身体健康。

# 三、间质性肺疾病的临床表现

## ❀ 538. 间质性肺疾病的常见症状有哪些?

间质性肺疾病的常见临床表现包括干咳和活动后气短。在疾病的早期阶段,这些症状通常仅在活动或劳动后出现。然而,随着病情的进展,患者在休息时也可能出现相关症状。

## ❀ 539. 如何判断是否患有间质性肺疾病?

间质性肺疾病患者常会出现呼吸困难、咳嗽等症状。要确定是否患有间质性肺疾病,一般需要通过专业的医学检查进行确诊。高分辨率 CT(HRCT)是一种常用的检查方法,可以更加清晰地显示肺部组织和间质形态的结构变化和大体分布特点,从而帮助医生提高诊断的准确性。通过 HRCT 检查,可以发现肺部是否存在炎症、纤维化、肺气肿等病变,为医生的诊断提供有力的支持。

## ❀ 540. 间质性肺疾病会发热吗?

间质性肺疾病一般不会引起发热,如果出现发热的情况,有可能是肺部出现了感染,或者是体内免疫功能紊乱加重的表现。

## ❀ 541. 间质性肺疾病会出现呼吸衰竭吗?

间质性肺疾病患者常会出现呼吸衰竭的症状。这类疾病主要涉及肺的间质组织,表现为弥漫性病变,随着病情的进行性加重,患者会出现不同程度的呼吸困难。在疾病后期,患者的肺活量和肺功能会明显下降,导致氧气供应不足和二氧化碳排放困难,最终引发呼吸衰竭。因此,间质性肺疾病患者应积极治疗并密切关注病情变化,以免出现呼吸衰竭等严重后果。

## 542. 间质性肺疾病会出现肺动脉高压吗？

间质性肺疾病患者未必会出现肺动脉高压。间质性肺疾病为慢性炎症性疾病，病变包括肺实质和肺血管病变，症状有呼吸困难、咳嗽、胸痛。若肺循环阻力增加，可能导致肺动脉高压，但并非所有患者都会出现此情况，需具体情况具体分析。如有疑虑，建议及时就医。

## 四、间质性肺疾病的临床分类

## 543. 什么是特发性肺纤维化？

特发性肺纤维化是一种慢性、进展性的肺部疾病，其特征是肺部的正常组织被过度的纤维组织取代，使肺部变硬，影响其正常功能。其病因尚不明确，通常在老中年人中发病，且男性比女性更易患病。

## 544. 什么是肺泡蛋白沉积症？

肺泡蛋白沉积症是一种肺部病变，以肺泡和细支气管腔内存在富磷脂蛋白样物质为典型特征，伴有无定形富磷脂蛋白物质和炎症细胞浸润。由于该病导致的肺通气和换气功能障碍，常引发患者出现咳嗽、呼吸困难、低氧血症、呼吸衰竭等症状。如出现相关症状，应及时就医，医生会制订科学合理的诊断和治疗方案。

## 545. 什么是肺含铁血黄素沉着症？

肺含铁血黄素沉着症是肺泡毛细血管反复出血导致的病变。大多数情况下，此病症为特发性。该病病理特征是肺泡毛细血管反复出血，导致含铁血黄素沉着于肺组织。诊断主要依靠临床表现、X线胸片、痰液检查和肺活检。治疗主要方法是糖皮质激素和免疫抑制剂。

## 546. 什么是呼吸道淀粉样变？

呼吸道淀粉样变是一组具有共同特征但表现各异的临床综合性疾病。这些疾病的共同点是细胞外淀粉样蛋白质沉积，这种沉积可以侵犯并影响全身各个器官的功能。在呼吸系统中，淀粉样变可以作为全身原发性淀粉样变的一部分出现，也可以继发于慢性感染性疾病或家族性或老年心脏性淀粉样变等多种因素。

## ❀ 547. 什么是过敏性肺泡炎？

过敏性肺泡炎是接触某些物质后，如粉尘、花粉等在肺泡内激活免疫反应，导致肺泡炎症的呼吸系统疾病。症状包括咳嗽、气促、呼吸困难等，治疗主要是避免接触过敏原和药物治疗，了解个体过敏原并避免接触可降低发病风险，加强锻炼、保持室内空气流通等也有助于预防疾病。

## ❀ 548. 什么是肺淋巴管平滑肌瘤病？

肺淋巴管平滑肌瘤病是一种病因尚未明确的全身性疾病，其特征为平滑肌异常增殖，导致支气管、淋巴管和小血管阻塞。该病主要发生在绝经期妇女中，呈进行性发展，肺部最容易受累。在临床上，患者常表现出呼吸困难、自发性气胸和乳糜胸等症状。在肺部影像学上，可以观察到双肺弥漫分布的薄壁小囊肿，这是该病的一个典型特征。

## ❀ 549. 什么是肺朗格汉斯细胞组织细胞增生症？

肺朗格汉斯细胞组织细胞增生症是一种相对较为罕见的肺部疾病。它的特征是朗格汉斯细胞在肺部组织增生和浸润，这种病症通常在青年人中发生，且与吸烟行为有密切关系。在大多数情况下，该病症表现为良性和迁延的病程。在病理学上，这种疾病的主要特征是双肺出现多发的细支气管旁间质结节和囊腔。

## ❀ 550. 什么是石棉沉着病？

石棉沉着病（石棉肺）是一种因长期吸入石棉粉尘导致的弥漫性纤维化性肺病，是一种职业病。这种职业病早期无明显症状，但随着病情的进展，患者可能会出现咳嗽、咳痰、胸闷、气短等症状。晚期并发症可能包括肺源性心脏病和呼吸衰竭。

## ❀ 551. 肺结节病和肺结节是一种疾病吗？

肺结节与肺结节病是两个不同的概念。肺结节是指肺内形成的圆形或类圆形的病灶，可以是良性的，也可以是恶性的，而肺结节病则是一种自身免疫性疾病，其特征是肺内出现肉芽肿性病变，并可累及多个器官和系统。虽然肺结节和肺结节病都涉及肺内的病变，但它们的性质和特征是不同的。

# 五、间质性肺疾病的诊断

## 552. 如何诊断间质性肺疾病？

诊断间质性肺疾病需多方面考虑，包括临床表现、潜在疾病、影像学表现、肺功能检查和病理活检。医生需关注症状并排除潜在疾病，完善HRCT 检查了解有无肺部异常，肺功能检查评估肺部功能及氧气和二氧化碳交换能力，必要时进行病理活检。

## 553. 间质性肺疾病诊断需要什么检查？

间质性肺疾病需要完善以下检查：常规进行血常规检查、肝肾功能、红细胞沉降率检查；结缔组织疾病相关的自身抗体如抗核抗体、类风湿因子检查、抗中性粒细胞胞质抗体检查等；肺功能检查；胸部高分辨率CT；支气管镜检查；肺活检。

## 554. 肺部感染会导致间质性肺疾病吗？

肺部感染，特别是病毒感染，如流感病毒、腺病毒和呼吸道合胞病毒等，可引起间质性肺炎。在肺部感染未得到及时控制的情况下，可能会进一步引发间质性肺疾病。

## 555. 间质性肺疾病会发生癌变吗？

间质性肺疾病本身并不直接导致肺癌，但它确实增加了患者罹患肺癌的风险。肺部的炎症和纤维化可能导致肺泡和肺间质细胞形态与功能的改变，进而可能引发肺癌风险上升。在治疗过程中，患者需要长期服用药物，这些药物可能刺激肺部细胞并造成损伤，进而加剧肺癌风险。对于间质性肺疾病患者，持续进行疾病管理和定期进行肺部检查是降低患肺癌风险的关键措施。

## 556. 什么是间质性肺疾病的爆裂音？

爆裂音是在对间质性肺疾病患者进行肺部听诊时可以听到的一种特殊声音。这种声音较表浅、细小和高调，类似于撕开湿的尼龙带时所发出的声音，因此被称为爆裂音或 Velcro 啰音。

### ❀ 557. 间质性肺疾病为什么要检查肺功能?

间质性肺疾病患者接受肺功能检查是为了评估其病情的严重程度。肺功能检查是一种客观的评估方法,可以有效地测定患者的肺功能受损程度,并且帮助医生制订相应的治疗方案。肺功能检查对于病情的判断和治疗方案的制订都是非常重要的。

### ❀ 558. 间质性肺疾病需要做支气管镜检查吗?

间质性肺疾病患者是否需支气管镜检查取决于病情和诊断需求。该病影响肺间质,诊断困难,支气管镜可协助病因和性质诊断。患者常合并肺部感染,支气管镜可清除痰液,减轻症状。具体需根据患者情况和医生建议决定是否进行支气管镜检查。

### ❀ 559. 间质性肺疾病需要做肺活检吗?

在某些情况下,对于间质性肺疾病患者的诊断和鉴别诊断可能存在困难,此时进行肺活检是必要的。通过病理学检查,可以获得更准确的鉴别和诊断信息,进一步明确间质性肺疾病的病因。因此,肺活检在间质性肺疾病患者的诊断中具有重要作用。

## 六、间质性肺疾病的治疗

### ❀ 560. 间质性肺疾病能治愈吗?

多数的间质性肺疾病是不能彻底治愈的,甚至有些急性间质性肺炎疾病进展迅速,严重时可危及生命,少数的间质性肺疾病是有可能治好的,比如早期的过敏性肺泡炎、机化性肺炎,这些间质性肺疾病激素治疗效果往往是比较好的,甚至有会彻底治愈。

### ❀ 561. 手术能治疗间质性肺疾病吗?

间质性肺疾病是慢性进展性疾病,特征为肺间质炎症、纤维化和蜂窝状改变。手术需掌握适应证和禁忌证,选择合适手术方式,常用方法包括肺移植、肺减容术和肺切除,其中肺移植治疗终末期患者效果较好,肺减容术适用于病变局限患者。手术治疗是间质性肺疾病治疗的重要手段之一,需根据患者具体情况选择和评估。

## ❀ 562. 间质性肺疾病长期口服糖皮质激素需要注意什么？

长期口服激素的患者免疫力下降，平时应注意预防感冒；长期口服激素有可能导致血糖偏高，需监测血糖情况，必要时需降糖治疗；长期口服激素治疗，可加用胃黏膜保护剂，减少胃肠道刺激；常规口服钙剂，预防骨质疏松。

## ❀ 563. 间质性肺疾病口服激素可以突然间停药吗？

激素一般不可以突然间停药，口服激素过程中必须严格遵照医嘱，在疾病逐渐好转的情况下，根据医生指导开始递减药物用量，慢慢停止用药，如果突然停药，可能会导致糖皮质激素撤断综合征，就是在停药以后，出现血压、血糖及电解质血钠水平的下降，患者可出现乏力、头晕、恶心、呕吐，甚至意识障碍等表现。

## ❀ 564. 特发性肺纤维化如何治疗？

特发性肺间质性纤维化无特效药，吡啡尼酮和尼达尼布可缓解病情、延缓进展。吡啡尼酮抑制成纤维细胞增殖、减少胶原蛋白合成，尼达尼布抑制血小板衍生生长因子受体和成纤维细胞生长因子受体等酪氨酸激酶。两种药物虽不能完全治愈该病，但可延缓肺功能的下降，治疗需采取综合性措施。

## ❀ 565. 激素治疗肺泡蛋白沉积症有用吗？

激素治疗肺泡蛋白沉积症的效果尚存在争议。虽然在一些病例中，激素治疗可以改善患者的症状和肺功能，但在长期使用或高剂量使用时，激素治疗可能会增加患者的感染风险和死亡率。此外，激素治疗还可能引起一些不良反应，如骨质疏松和糖尿病等。因此，激素治疗肺泡蛋白沉积症的有效性和安全性需要进一步研究和验证。

## ❀ 566. 大容量支气管肺泡灌洗可以治疗肺泡蛋白沉积症吗？

全肺灌洗能够安全、有效地清除肺泡内蛋白样沉积物，并改善患者的临床症状和肺功能，因此目前仍然是治疗肺泡蛋白沉积症（PAP）的标准治疗方法。

## ❀ 567. 肺含铁血黄素沉着症如何治疗?

目前尚未发现肺含铁血黄素沉着症的特效治疗方法。该病的治疗主要是针对症状的缓解和病情的控制,采取个体化的治疗方案,治疗方法包括药物治疗、氧气疗法、机械通气等,具体药物和治疗方式的选择应根据患者的具体情况由医生进行制订。虽然现有的治疗手段不能完全治愈肺含铁血黄素沉着症,但通过积极的治疗和管理,大多数患者可以有效地控制病情并获得较好的生活质量。

## ❀ 568. 过敏性肺泡炎如何治疗?

确定引起过敏反应的过敏原,并尽量避免与其接触。根据病情的严重程度,医生会开具抗过敏药物、抗炎药物来缓解症状和减轻炎症。对于某些过敏性肺泡炎患者,免疫治疗可能是一个有效的选择。保持健康的生活方式,如戒烟、避免吸入二手烟、保持室内空气流通等,可能有助于缓解症状和预防过敏性肺泡炎的复发。

## ❀ 569. 肺淋巴管平滑肌瘤病怎么治疗?

肺淋巴管平滑肌瘤病无特异性疗法。此病为罕见肺部疾病,病理生理特征为肺淋巴管、小血管及支气管平滑肌异常增生。该病无法完全治愈,主要有药物治疗和手术治疗两种治疗方法,卵巢切除加孕激素治疗可控制病情发展,改善生活质量。严重者考虑肺移植,肺移植可延长患者生存期。通过制订合理治疗策略和医学观察可控制患者病情并改善其生活质量。

## ❀ 570. 肺朗格汉斯细胞组织细胞增生症如何治疗?

治疗肺朗格汉斯细胞组织细胞增生症的首要步骤是向患者强烈建议戒烟。对于病情严重或持续恶化的患者,即使已经戒烟,也需要考虑使用糖皮质激素进行进一步治疗。这种治疗方法能够减轻肺部炎症和组织增生的程度,从而缓解患者的症状,提高生活质量。在实施治疗之前,应详细评估患者的病情,并根据个体差异制订个性化的治疗方案,确保治疗的有效性和安全性。

## ❀ 571. 间质性肺疾病什么时候需要肺移植?

对于晚期或急性进展性的间质性肺疾病患者,在充分考虑患者病情和身体状况后，如预期患者能够耐受手术并从中受益，可考虑进行肺移植。

### ✤ 572. 目前我国肺移植的技术成熟吗？

我国在肺移植领域具备技术实力，自2000年以来多家医疗机构已开展手术且效果较好，技术成熟。但手术复杂需多学科协作，术后并发症的预防与处理等问题仍需解决。在实施手术前，需慎重权衡手术必要性和可行性。

## 七、间质性肺疾病的自我管理

### ✤ 573. 特发性肺纤维化预后如何？

特发性肺纤维化预后差异大，中位生存期约2～3年，受年龄、性别、症状、肺功能损伤程度等因素影响。治疗可减轻症状、减缓病程进展，包括药物、氧疗、肺移植等治疗手段。药物治疗尚无特效药，需长期口服抗肺纤维化药物。

### ✤ 574. 石棉沉着病如何预防？

减少灰尘的产生和排放，即注意石棉加工、运输和使用过程中，控制好粉尘避免其四处飘散。要采取有效的除尘措施，比如安装除尘的设备、加强通风等，让空气更加清新。作业者个人防护也很重要，要穿戴好符合规范的防护口罩和防护服，这样能够减少吸入的粉尘，从而有效预防石棉沉着病。

### ✤ 575. 间质性肺疾病患者需要定期进行肺功能检查吗？

间质性肺疾病患者需要定期做肺功能检查。这是因为肺功能检查能够了解患者肺能做什么，以及它们是如何工作的。定期检查时，医生可以了解患者肺功能下降的速度有多快。这样做也可以判断出治疗方法是否有效。因此，定期进行肺功能检查是非常重要的。

### ✤ 576. 间质性肺疾病患者如何进行锻炼？

间质性肺疾病患者日常可进行有氧运动，如慢走、打太极拳、八段锦或者呼吸操，不管哪种锻炼，总的原则是锻炼以后患者不出现呼吸困难及氧饱和度下降，气喘厉害的患者也可在吸氧的条件下进行床旁走动和锻炼。

### 🏵 577. 间质性肺疾病患者日常饮食起居需要注意什么？

　　间质性肺疾病患者在饮食方面应保证营养均衡，建议增加优质蛋白摄入，比如鸡蛋、牛奶等，避免食用辛辣刺激性食物；在生活方面，应注意休息，保持规则的作息规律，早睡早起，避免熬夜，同时需要戒烟，远离粉尘，适当进行有氧运动。

# 第九节　慢性呼吸衰竭

## 一、慢性呼吸衰竭的概述

### 🏵 578. 什么是呼吸衰竭？

　　呼吸衰竭是指由于多种原因导致肺通气和（或）换气功能严重受损，致使气体交换无法正常进行，导致缺氧并可能伴随二氧化碳潴留的状况。这种状况会引发一系列生理功能和代谢紊乱的临床表现。

### 🏵 579. 什么是慢性呼吸衰竭？

　　慢性呼吸衰竭这一概念是指患者因慢性肺部疾病导致呼吸功能发生障碍，无法确保氧气有效地传输到体内各个组织，同时无法确保二氧化碳的充分排出，由此引发的血液中氧气水平下降和二氧化碳水平上升的症状。此病症的病因多种多样，包括慢性阻塞性肺疾病（COPD）、肺纤维化、肺动脉高压等。在慢性呼吸衰竭的病程中，患者可能会出现呼吸困难、气促、乏力、咳嗽等一系列症状。

## 二、慢性呼吸衰竭的病因及流行病学

### 🏵 580. 慢性呼吸衰竭的病因是什么？

　　慢性呼吸衰竭病因包括气道阻塞性疾病（如慢阻肺），肺组织病变（如肺气肿、肺炎），神经肌肉病变（如肌无力），胸廓畸形，不良生活习惯（如长期吸烟），其他因素（如长期卧床、肥胖、药物副作用等）。这些病因相互作用，导致慢性呼吸衰竭发生。

## 581. 如何明确慢性呼吸衰竭病因?

慢性呼吸衰竭是严重的呼吸系统疾病,病因多样。医生会询问病史,进行身体检查,可能要求进行特殊检查如肺功能检查、支气管镜检查、胸部 X 线或 CT 扫描等以明确病因,制订有效的治疗方案,评估预后。

## 582. 慢性呼吸衰竭的患病情况如何?

慢性呼吸衰竭这种慢性疾病在全球范围内都有很高的患病率。受多种因素的影响,治疗和护理本病给患者和社会都带来了很大的负担。为了预防和控制慢性呼吸衰竭,我们需要关注个人肺功能保护,还要实施有效的环境治理等措施,全社会都要重视起来。

## 583. 慢性呼吸衰竭是如何形成的?

慢性呼吸衰竭是由多种病因导致肺部通气或换气功能严重障碍,进而引发一系列生理和代谢紊乱的临床综合征。这种疾病通常分为两种类型:内呼吸障碍和外呼吸障碍。内呼吸障碍通常由肺内病变或肺血管异常引起,导致肺部毛细血管通透性增加,氧气无法正常进入血液,而二氧化碳也无法顺利从血液中排出。外呼吸障碍则通常由气管受阻、胸廓或脊柱畸形等原因引起,导致肺部通气不足或换气障碍。

## 584. 哪些人容易患慢性呼吸衰竭?

长期吸烟者或被动吸入二手烟者,其肺部功能会受到影响,导致呼吸变得困难。身体状况较差或免疫力不强的人更容易受到影响,轻微的疾病如感冒等也可能导致其肺部功能严重下降,甚至引发呼吸衰竭。此外,患有慢性肺部疾病的人需要特别关注,如肺结核、支气管扩张、肺炎等,若病情未得到及时控制,也可能引发呼吸衰竭。

## 585. 慢性呼吸衰竭会遗传吗?

慢性呼吸衰竭不会遗传。慢性呼吸衰竭主要是由肺部或其他相关器官的慢性病变引起的,这些病变可能是由于长期吸烟、空气污染、感染等因素导致的。虽然这些病变因素可能会影响到家庭成员的健康,但它们并不是属于遗传因素,因此慢性呼吸衰竭不会遗传给下一代。

### 586. 吸烟与慢性呼吸衰竭有关吗？

吸烟与慢性呼吸衰竭相关。烟草中的有害物质引发炎症反应，导致支气管重塑和呼气性呼吸困难。进一步可能引发慢性阻塞性肺疾病、肺大疱、肺功能减退等疾病，从而引起呼吸衰竭。因此，戒烟可预防慢性呼吸衰竭。

### 587. 环境因素与慢性呼吸衰竭有关吗？

环境因素与慢性呼吸衰竭紧密相关，包括空气污染、气候变化和职业暴露。空气污染由工业、汽车尾气和燃烧产生，包括二氧化硫、氮氧化物、一氧化碳和颗粒物等，会加重呼吸衰竭症状甚至诱发急性呼吸衰竭。气候变化和职业暴露也会影响慢性呼吸衰竭的病情。因此，需要采取措施减少环境污染和改善空气质量，降低慢性呼吸衰竭的发病率和死亡率。

### 588. 缺氧和 $CO_2$ 潴留对人体有哪些影响？

对中枢神经系统：缺氧导致脑细胞功能障碍、毛细血管通透性增加和脑水肿，可能引起脑细胞死亡。$CO_2$ 增加会抑制中枢神经。对心脏功能：缺氧和 $CO_2$ 潴留均会刺激心脏，增加心排血量和升高血压。对肺血管：缺氧和 $CO_2$ 潴留导致肺小动脉收缩和肺循环阻力增加，引发肺动脉高压和增加右心负荷。对酸碱平衡：缺氧时机体为了维持酸碱平衡会代偿性地产生酸性物质，酸性物质过多堆积导致酸中毒。

## 三、慢性呼吸衰竭的临床表现

### 589. 咳嗽、气喘一定存在呼吸衰竭吗？

咳嗽、气喘不一定存在呼吸衰竭。咳嗽、气喘可能与支气管炎、肺炎、肺结核等疾病有关，而呼吸衰竭主要是由于肺脏或心脏功能不全所引发。若咳嗽、气喘患者出现胸闷、气喘且症状持续不改善，可能会引发呼吸衰竭，需及时抢救并使用呼吸机辅助通气治疗。

### 590. 什么是发绀？

口唇发紫又称为发绀，是指血液中还原血红蛋白增多，使皮肤和黏膜呈青紫色改变的一种表现。引起发绀的常见原因包括中心性发绀、周围性发绀、混合性发绀。常见的如肺炎、阻塞性肺气肿、弥漫性肺间质纤维化、肺淤血、肺水肿、急性呼吸窘迫综合征等。若出现嘴唇发紫的现象，建议及时就医。

### 🏵 591. 口唇发绀都是因为呼吸衰竭吗？

口唇发绀可能是呼吸衰竭导致。发绀多由呼吸道疾病引起，如重症肺炎、慢性阻塞性肺疾病、严重支气管哮喘、自发性气胸或大量胸腔积液等。当口唇发绀患者氧分压低于 60mmHg 时，即可证实为呼吸衰竭。

### 🏵 592. $CO_2$ 潴留早期会出现哪些症状？

$CO_2$ 潴留早期可引发以下症状：焦虑、反应迟钝、头痛和嗜睡。随着病情的发展，这些症状会逐渐加重，表现为谵妄、偏执，意识水平下降，甚至出现昏迷。

### 🏵 593. 慢性呼吸衰竭患者为什么会嗜睡？

慢性呼吸衰竭患者嗜睡的原因包括缺氧、高碳酸血症、酸中毒、药物副作用和营养不良等。缺氧会导致身体各器官和组织缺氧。高碳酸血症会导致脑部缺氧和神经元损伤。酸中毒会导致身体各器官和组织功能障碍。药物副作用会对神经系统产生抑制作用。营养不良会导致身体各器官和组织功能下降。这些原因均会引发嗜睡。

### 🏵 594. 什么是肺性脑病？

肺性脑病又称肺心脑综合征，是由于慢性肺胸疾病，如慢性阻塞性肺疾病、间质性肺病、肺部肿瘤并发感染、心力衰竭等，伴发呼吸功能不全、二氧化碳潴留、缺氧引起的高碳酸血症、低氧血症和动脉血 pH 下降，导致脑细胞内酸中毒及脑循环障碍，出现神经精神症状的综合征。

## 四、慢性呼吸衰竭的诊断

### 🏵 595. 如何根据血气结果判定存在呼吸衰竭？

血气分析是用于诊断是否存在呼吸衰竭的重要方法。在静息状态下，呼吸空气的条件下，如果动脉血氧分压小于 60mmHg，即可判定存在呼吸衰竭。同时，呼吸衰竭还可能出现二氧化碳分压增高的情况。

## 596. 呼吸衰竭的分型有哪些？

按照发病的急缓程度，呼吸衰竭可分为急性呼吸衰竭和慢性呼吸衰竭。按照发病机制，呼吸衰竭可以分为通气性呼吸衰竭和换气性呼吸衰竭。按照动脉血气分类，可分为Ⅰ型呼吸衰竭和Ⅱ型呼吸衰竭，需要通过抽动脉血化验来确定。

## 597. 什么是Ⅰ型呼吸衰竭？

Ⅰ型呼吸衰竭，也称为低氧型呼吸衰竭，是指呼吸功能不全，导致血液中的氧气含量降低，而二氧化碳含量在正常或降低范围内的病理状态。这种情况通常由肺换气功能障碍引发。其具体的血气分析数据表现为氧分压小于60mmHg，而二氧化碳分压处于正常或降低水平。

## 598. 什么是Ⅱ型呼吸衰竭？

Ⅱ型呼吸衰竭，又称为高碳酸性呼吸衰竭，是指由于肺泡通气不足，导致血气分析显示氧分压小于60mmHg，同时二氧化碳分压高于50mmHg的一种病理状态。该类型最常见的原因是慢性阻塞性肺疾病急性发作。

# 五、慢性呼吸衰竭的治疗

## 599. 慢性呼吸衰竭的治疗原则是什么？

慢性呼吸衰竭的治疗原则是保证呼吸道畅通，改善缺氧和二氧化碳潴留症状，同时积极应对原发病和诱发因素。患者可能需要氧疗补充氧气，使用呼吸兴奋剂和排痰药物改善通气功能，严重者需要机械通气辅助呼吸。对症治疗如控制感染、纠正电解质紊乱等也很重要。积极治疗原发病如肺部疾病、心脏病等是关键。

## 600. 慢性呼吸衰竭患者的常用药物有哪些？

不同病因的慢性呼吸衰竭治疗方法不同。慢性阻塞性肺疾病引起的慢性呼吸衰竭可使用解痉药和平喘药改善呼吸功能，如茶碱类药物和特布他林等；哮喘和咽喉水肿等导致的慢性呼吸衰竭可使用氨茶碱和糖皮质激素等支气管扩张药物。

## ❀ 601. 慢性呼吸衰竭患者为何要低浓度吸氧？

为防止二氧化碳潴留，必须保持患者呼吸中枢对氧的敏感度，这样临床的氧气治疗才能有效。同时，缺氧会让呼吸中枢兴奋进而帮助排出二氧化碳。一旦给予高流量的吸氧，缺氧症状迅速改善，呼吸中枢的兴奋作用就会消失，导致二氧化碳无法有效排出。

## ❀ 602. 慢性呼吸衰竭患者应用无创呼吸机的好处有哪些？

无创呼吸机能够有效减轻呼吸负担，使呼吸肌得到充分休息，同时帮助身体排出多余的二氧化碳，维持二氧化碳平衡，从而改善身体的氧气供应。这些优点有助于减少慢性阻塞性肺病（COPD）患者的发病频率，避免多个器官功能衰竭的风险。此外，使用无创呼吸机还可以缩短住院时间，从而降低医疗费用。

## ❀ 603. 慢性呼吸衰竭患者何时要建立人工气道？

慢性呼吸衰竭患者出现意识障碍、呼吸不规则，宜尽早建立人工气道，进行人工通气；气道分泌物多且有排痰障碍；有较大的呕吐反吸的可能性；严重低氧血症和（或）二氧化碳潴留，无创正压通气效果不佳；合并多器官功能损害。

# 六、慢性呼吸衰竭的自我管理

## ❀ 604. 慢性呼吸衰竭患者日常生活中需要注意什么？

慢性呼吸衰竭患者日常生活中需饮食清淡，切忌生冷、辛辣刺激、过于大补，不宜过饱，保持大便通畅、心情舒畅。此类患者多有慢阻肺或哮喘，需长期吸入药物治疗，吸入药物后要用碳酸氢钠漱口预防口腔真菌感染。建议出院后做呼吸康复的锻炼，如唇呼吸、腹肌训练、吹纸巾或吹蜡烛等训练改善呼吸功能。患者需戒烟，进行长期的氧疗，氧疗的时间每日大于 15 小时，避免或减少有害物质的吸入，预防呼吸道感染。

## ❀ 605. 慢性呼吸衰竭如何进行家庭氧疗？

慢性呼吸衰竭的患者，在家吸氧可以用鼻导管或者面罩的方式，这样能够让血液中的氧气含量增多，血氧饱和度达到 90% 以上。同时，要时刻观察身体情况，一旦有紧急情况要及时到医院就诊。

### 606. 慢性呼吸衰竭患者如何进行肺功能锻炼？

锻炼肺功能有两种方法，一种是腹式呼吸，一种是缩唇呼吸。做腹式呼吸的时候，肩膀和脖子要放松，一只手放在胸前，另一只手放在腹部肚脐处。吸气的时候，腹部鼓起来；呼气的时候，腹部向内凹陷。做缩唇呼吸的时候，需要闭着嘴用鼻子吸气，然后把嘴唇缩成吹口哨的样子呼气，吸和呼的时间比例是 1 ：2。这些方法可以根据自己的病情来选择，坚持每天锻炼肺功能，会感觉舒服很多。

### 607. 慢性呼吸衰竭患者饮食需要注意什么？

慢性呼吸衰竭患者的饮食结构应注意：碳水化合物提供热量，维持基本生命活动，应占总能量的 50% ～ 60%；蛋白质提供热量，占总能量的 10% ～ 15%；脂肪占总能量的 20% ～ 30%，不应过高；限制钠盐摄入，每天应低于 6g；限制钾盐摄入，每天应低于 1.5g；供给多种维生素；每天至少饮水 1500ml（约 6 杯）。除此之外，还要注意少食多餐，细嚼慢咽；忌烟酒；避免食用刺激性食物和产气食物。

### 608. 慢性呼吸衰竭患者能够进行体育锻炼吗？

慢性呼吸衰竭的患者，适当锻炼可以提高身体素质、增强免疫力，改善呼吸功能。如患者可以试着做缩唇呼吸和腹式呼吸等肺康复训练。不过如果这些患者感到喘气困难、胸闷，那就应暂停锻炼，以免症状变得更严重。

### 609. 慢性呼吸衰竭患者可以接种疫苗吗？

如果慢性呼吸衰竭的患者病情稳定，可以接种流感疫苗和肺炎疫苗。在接种之前，应该先咨询医生的意见。接种后，要做好个人防护和健康监测，如果出现任何不适的症状，要及时去医院就诊。

### 610. 慢性呼吸衰竭患者可以吸烟吗？

患者若有慢性呼吸衰竭，则不应该继续吸烟。吸烟会使慢性呼吸衰竭的病情恶化，尼古丁等香烟中的物质会进一步损伤患者的气道，加重炎症反应，引发支气管痉挛，使气道阻力增加，还会对肺组织造成毒性作用，加剧肺损伤并进一步降低肺功能。

## 611. 慢性呼吸衰竭患者何时需要去医院就诊?

慢性呼吸衰竭的患者如果出现气短、喘息、呼吸急促、咳嗽加剧、痰液增多或性质变化、体重明显下降或增加、睡眠障碍、发热、体温升高等异常情况,需要及时就诊。慢性呼吸衰竭患者需要定期到医院就诊,及时了解病情变化、调整治疗方案、预防并发症等。同时,要注意保持良好的生活习惯和加强免疫力。

# 第十节 慢性肺源性心脏病

## 一、慢性肺源性心脏病的概念

## 612. 什么是慢性肺源性心脏病?

慢性肺源性心脏病(简称肺心病)是指慢性支气管炎、肺气肿、肺结核等呼吸道疾病未得到及时治疗,导致病情进一步发展引起的心脏疾病。慢性肺源性心脏病的临床表现为进行性加重的呼吸困难,患者可能会出现咳嗽、咳痰、胸痛、头痛、恶心、呕吐等症状,还会伴随心悸、乏力、心慌、水肿等表现。

## 613. 慢性肺源性心脏病和冠心病是同一种疾病吗?

慢性肺源性心脏病和冠心病不是同一种疾病。慢性肺源性心脏病是由于肺组织、肺血管或胸廓的慢性病变引起的肺组织结构和功能异常,导致肺血管阻力增加,肺动脉压力增高,使右心室扩张或肥厚,伴或不伴右心功能衰竭的心脏病。冠心病是由于冠状动脉粥样硬化导致动脉血管狭窄而引起的心脏病。

## 二、慢性肺源性心脏病的病因及流行病学

## 614. 慢性肺源性心脏病的病因是什么?

慢性肺源性心脏病的病因主要包括长期吸烟、空气污染、感染等因素。这些因素会导致气道和肺部炎症,从而引起肺血管收缩和肺动脉高压,最终导致慢性肺源性心脏病的发生。此外,一些其他因素如遗传、职业暴露、营养不良等也可能对慢性肺源性心脏病的发生起到一定的影响。

## ❋ 615. 慢性肺源性心脏病可由哪些疾病导致？

慢性肺源性心脏病可以由多种疾病导致。其中，慢性阻塞性肺疾病是最常见的病因，占所有病例的80%～90%。此外，支气管哮喘、支气管扩张、重症肺结核、尘肺病等肺部疾病也是慢性肺心病的重要原因。这些疾病会导致肺组织结构和功能异常，影响肺血管阻力，使肺动脉血管重构，最终引发慢性肺心病。因此，对于这些疾病的治疗和预防对于降低慢性肺心病的发生率具有重要意义。

## ❋ 616. 慢性肺源性心脏病的患病情况如何？

在我国慢性肺源性心脏病存在地区差异，东北、西北、华北患病率高于南方地区，农村患病率高于城市，并随年龄增长而增加，吸烟者比不吸烟者患病率明显升高，男女无明显差异。随着我国老龄化程度的加剧和吸烟人数的增加，慢性肺源性心脏病的患病率呈上升趋势。

## ❋ 617. 慢性肺源性心脏病会遗传吗？

慢性肺源性心脏病不会遗传。慢性肺心病一般都是后天形成的，比如长期吸烟或者长期在有粉尘的环境下生活，这些原因导致的慢性肺心病是不会遗传给下一代的。所以，不用担心慢性肺心病会遗传。

## ❋ 618. 吸烟与慢性肺源性心脏病有关吗？

吸烟与慢性肺源性心脏病有密切关系。在临床上，慢性肺源性心脏病患者中，有25%～40%的患者有吸烟史，有吸烟史的人群比不吸烟的人群发病率高1倍以上，而且吸烟时间越长，通常发病越快。香烟中含有尼古丁、焦油、一氧化碳等有害物质，吸烟会对呼吸系统产生不良影响，会破坏呼吸道的自洁功能，造成支气管炎或肺炎等疾病，长期吸烟还会增加肺源性心脏病的发病概率。

# 三、慢性肺源性心脏病的临床表现

## ❋ 619. 慢性肺源性心脏病代偿期表现有哪些？

慢性肺心病代偿期可出现咳嗽、咳痰、气促、心悸、呼吸困难、乏力和劳动耐力下降等症状，少数患者会出现胸痛、咯血。体征包括发绀、肺脏疾病体征（如桶状胸、三凹征、胸式呼吸、干湿啰音等），右心室肥厚时会可出现心脏三尖瓣区收缩期杂音或剑突下心脏搏动增强，肺气肿导致胸膜腔内压升高阻碍腔静脉回流时可出现颈静脉充盈、怒张。

### ✤ 620. 慢性肺源性心脏病失代偿期表现有哪些？

慢性肺源性心脏病失代偿期的表现主要包括呼吸衰竭与心力衰竭。患者可能出现心悸、食欲缺乏、腹胀、恶心等表现，体征可能包括周围性发绀、颈静脉怒张、心率增快，甚至出现心律失常，以及三尖瓣区舒张期杂音、肝大且有压痛、肝颈静脉回流征阳性、下肢水肿，重者可能出现腹水。少数患者可能出现肺水肿及全心衰竭的体征。

### ✤ 621. 双下肢水肿一定是慢性肺源性心脏病导致的吗？

导致下肢水肿的原因较多，不一定是慢性肺源性心脏病。右心衰竭是下肢水肿原因之一，慢性肺源性心脏病是右心衰竭的常见原因，其导致的下肢水肿可伴肺部淤血、心腔扩大。除慢性肺源性心脏病，其他原因如扩张型心肌病和缺血性心肌病等引起的心力衰竭也会导致双下肢水肿。肾功能不全或肾衰竭、下肢静脉血栓也会引发双下肢水肿。

### ✤ 622. 慢性肺源性心脏病会咯血吗？

慢性肺源性心脏病确实有可能导致咯血。这种病症是一种慢性疾病，随着病情的进展，可能会引起肺血管的病变，从而增加血管破裂的风险。当肺血管破裂时，血液可能会流入气管并被咳出，导致咯血的症状。此外，慢性肺源性心脏病患者的肺部通常会发生炎症和感染，这也会增加肺血管破裂的风险。

### ✤ 623. 肝颈静脉回流征阳性是什么？

肝颈静脉回流征阳性是指当右心衰竭引起肝淤血肿大时，用手压迫肝会使颈静脉怒张更明显，称为肝颈静脉回流征阳性。肝颈静脉回流征是右心衰竭、全心衰竭、心包炎等疾病的常见阳性体征之一。其原理为右心功能不全会导致肝脏淤血肿大，按压右上腹部肿大的肝脏，可使回心血量增加，但右心因疾病不能完全接受回流的血量，因而使颈静脉充盈，呈现出肝颈静脉回流征阳性。

## ❀ 624. 慢性肺源性心脏病为什么会右心功能衰竭？

慢性肺心病患者因其肺动脉压升高，导致右心室血流出困难，右心室扩大进而会导致右心衰。此时心脏回流血量减少，进入肺部的血减少，通气和血流比例不平衡，出现低氧血症和二氧化碳增加，导致肺血管重塑和肺血管阻力增加，会进一步加重肺心病和心力衰竭。

# 四、慢性肺源性心脏病的诊断

## ❀ 625. 慢性肺源性心脏病如何诊断？

慢性肺源性心脏病的诊断标准如下：有慢性胸肺疾病病史。有肺动脉高压、右心室增大和（或）右心房扩大体征。其中，X 线检查、心电图和超声心动图检查是慢性肺源性心脏病诊断的重要辅助检查手段。

## ❀ 626. 慢性肺源性心脏病需要做哪些检查？

慢性肺源性心脏病时长期缺氧导致红细胞和血红蛋白增加，感染时白细胞总数和中粒细胞也会升高，因此要进行血常规检查。心力衰竭或服用利尿剂治疗时可能有电解质异常，需要进行生化检查。胸部 X 线检查可发现肺部不同程度的阴影及肺气肿表现，心脏彩超可观察是否有右心负荷过重。

## ❀ 627. 慢性肺源性心脏病心脏超声检查有什么特点？

慢性肺源性心脏病患者心脏超声检查的主要特征包括右心室流出道增宽、右心室内径增大、右心室室壁增厚等，这些表现反映了右心负荷过重的状况。通过超声心动图检查，可以发现右心室流出道内径 ≥ 30mm，右心室内径 ≥ 20mm，右心前壁厚度 ≥ 5mm，以及右肺动脉内径 ≥ 18mm 或肺动脉干 ≥ 20mm。这些数据提供了客观的影像学证据，有助于诊断慢性肺源性心脏病。

## ❀ 628. 慢性肺源性心脏病心电图检查有什么特点？

慢性肺源性心脏病患者做心电图会发现这些特点：额面的平均电轴会超过正的 90°（即心电轴右偏），$V_1$ 导联上的 R/S > 1，会有肺型 P 波的出现，肢体导联会出现低电压，有不完全性右束支传导阻滞。

## ❖ 629. 慢性肺源性心脏病胸部 X 线检查有什么特点？

慢性肺源性心脏病患者胸部 X 线检查有 3 个特点：肺动脉高压形成，右心室增大和肺部病变。肺动脉高压形成表现为右下肺动脉或右下肺动脉干增宽；右心室增大表现为心影呈"心尖圆钝上翘"形状，右心室增大明显，下腔静脉增宽；肺部病变表现为肺部纹理增多、紊乱、模糊或蜂窝状改变。这些特点对慢性肺源性心脏病的诊断和评估病情具有重要意义。

## ❖ 630. 慢性肺源性心脏病患者为什么血红蛋白会增高？

慢性肺源性心脏病患者的肺部功能受损，机体处于缺氧状态，身体会通过增加血红蛋白的合成来提高血液的携氧能力，从而使得血红蛋白水平升高。同时肺部存在的炎症反应会刺激身体产生更多的红细胞来应对缺氧状态，从而使得血红蛋白水平升高。慢性肺源性心脏病患者的循环系统血液流动不畅，使红细胞在血管中滞留时间延长，也使得血红蛋白水平升高。

## ❖ 631. 慢性肺源性心脏病患者为什么要做血气分析？

慢性肺心病患者做血气分析是为了评估呼吸功能和酸碱平衡，提供氧气和二氧化碳分压信息，帮助判断通气、弥散和酸碱平衡，对诊断和治疗具有重要意义，制订相应治疗方案。因此，血气分析是重要的检查项目。

## ❖ 632. 慢性肺源性心脏病需要和哪些疾病进行鉴别？

慢性肺心病需要鉴别诊断的疾病：先天性肺动脉狭窄（症状为乏力、心搏加速、发绀，X 线检查见右下肺动脉干扩张和肺动脉段突出），风湿性心脏病（常伴二尖瓣或主动脉瓣病变，常出现心房颤动），冠心病（心绞痛、心肌梗死，心电图见 ST-T 段改变）和原发性高血压（症状为头痛、头晕，特点为血压升高）。

## ❖ 633. 慢性肺源性心脏病常见的并发症有哪些？

慢性肺心病可导致严重的健康问题，包括右心室肥厚、缺氧血症、心律失常、心力衰竭、肺部感染和血栓栓塞等。上消化道出血和休克也是肺心病并发症之一。这些并发症可能会对患者的身体造成严重影响，因此需要及早治疗并听从医生的建议进行管理。

# 五、慢性肺源性心脏病的治疗

## ❖ 634. 慢性肺源性心脏病如何治疗？

慢性肺心病需要综合治疗。急性加重期：积极控制感染，保持呼吸道通畅，改善呼吸功能，纠正缺氧和二氧化碳潴留，纠正水、电解质、酸碱失衡，降低肺动脉压，控制呼吸及心力衰竭。缓解期：主要包括呼吸训练、运动训练、心理辅导及提高机体的抵抗力等，治疗方案需要根据患者的具体情况来制订。

## ❖ 635. 慢性肺源性心脏病稳定期需要长期口服抗生素吗？

慢性肺源性心脏病稳定期病情相对稳定，需积极控制肺部疾病，防止病情恶化。如存在感染症状，需要使用抗生素；无感染症状，则不需要长期口服抗生素。

## ❖ 636. 慢性肺源性心脏病可行外科治疗吗？

慢性肺源性心脏病可行外科治疗，主要治疗方式有肺减容术和心肺联合移植术，目前大多数慢性肺源性心脏病可以用外科手术或介入治疗根治。外科手术的目的是通过切除部分肺组织，减少肺部对心脏的压迫，增加心脏的血液循环，改善心脏功能。心肺联合移植术则是将肺和心脏一起移植，适用于病情较重的患者。

## ❖ 637. 慢性肺源性心脏病可以治愈吗？

慢性肺源性心脏病是不能够完全治愈的疾病。慢性肺源性心脏病是慢性支气管肺疾病引发的肺动脉高压，伴或不伴右心衰竭的一种疾病，多在冬春季节急性加重，多数反复发作者预后不良，病死率也较高，经积极治疗患者可以恢复一定的心肺功能，延长寿命，提高生活质量。

# 六、慢性肺源性心脏病的自我管理

## ❖ 638. 慢性肺源性心脏病患者日常生活需要注意哪些问题？

肺心病患者应当严格遵循医生的建议，规范使用药物。日常进行适度的户外锻炼，能够增强自身的抗病能力。肺心病患者在情绪管理上应注意保持稳定情绪，避免过度激动，保持乐观的心态。肺心病患者在治疗过程中，还应注意合理饮食，科学搭配食物，以满足身体所需的营养。

## ❀ 639. 慢性肺源性心脏病患者日常饮食应注意什么？

多进食高热量、高蛋白、高维生素的食物，如鸡蛋、鱼肉、蔬菜和水果。控制盐的摄入，避免体内水分潴留和血压升高。避免辛辣、油腻、生冷等刺激性食物，以防加重咳嗽等症状。注意控制饮食量和饮食卫生。

## ❀ 640. 慢性肺源性心脏病患者能多饮水吗？

慢性肺源性心脏病患者一般不可以大量饮水。慢性肺源性心脏病患者往往存在右心功能不全，大量饮水会增加循环血量，增加心脏前负荷，导致心力衰竭症状加重，因此一般不可以大量饮水。

## ❀ 641. 戒烟对慢性肺源性心脏病患者有益处吗？

戒烟对慢性肺源性心脏病患者具有明显的益处。吸烟是导致慢性肺源性心脏病的主要原因之一，因此，戒烟是预防和治疗慢性肺源性心脏病的重要措施。吸烟会导致肺活量下降、呼吸急促等症状，戒烟后，肺部功能逐渐恢复，呼吸更为顺畅。

## ❀ 642. 如何预防慢性肺源性心脏病并发症的发生？

改善生活习惯，如戒烟、避免吸到二手烟；锻炼身体，如散步、打太极拳等；听从医嘱，积极配合治疗，控制疾病发展；定期复查；按医生建议用药；保持低盐低脂低糖饮食习惯；注意保持口腔卫生，避免感染；保持呼吸道通畅，避免痰液堵塞；避免过度劳累。若出现发热咳嗽呼吸困难等症状及时就医。

## ❀ 643. 慢性肺源性心脏病患者如何改善心功能？

积极治疗肺部疾病，减轻心脏负担；保持良好的生活习惯，提高身体抵抗力；合理用药控制心脏疾病症状；定期检查监测心脏功能变化；适当运动增强心肺功能。

## ❀ 644. 慢性肺源性心脏病患者如何调整心态？

慢性肺源性心脏病患者可采取以下措施调整心态：接受病情为慢性

疾病，需长时间治疗和积极管理；感到沮丧时，可听音乐、做运动、与家人朋友聊天；设定小目标增强信心和价值感；保持社交活动，避免孤独；情绪无法排解时，寻求专业心理咨询师帮助，保持积极心态，有利于自我管理。

### ❖ 645. 慢性肺源性心脏病患者可采取哪些体位？

慢性肺心病患者可采取舒服姿势缓解症状，如坐姿可放松身体、扩张肺空间，半躺姿可减少膈肌阻力、改善呼吸困难，侧躺可减轻胸部受压、通畅呼吸道，头部抬高可减少静脉回流、缓解心脏负担。可根据个人情况和医生建议选择合适姿势缓解症状，提高生活质量。

### ❖ 646. 慢性肺源性心脏病患者出现呼吸困难怎么办？

呼吸困难时，吸氧和应用止咳平喘药可缓解症状，但仍需针对病因治疗；严重者需住院治疗，可能需用雾化药物和利尿药；防止感染；需根据医生建议使用抗生素。另外及时咨询医生，保持心情愉快也很重要。

### ❖ 647. 慢性肺源性心脏病患者什么情况下应及时就诊？

慢性肺心病患者可能出现的症状包括呼吸困难、咳嗽、咳痰、心悸、胸闷等。在症状加剧或出现心搏过快或过慢、心律失常、发热、胸痛、意识模糊、血压异常等情况时，可能是病情恶化的信号，需要及时就诊。

# 第五章

# 中医药篇

## 第一节　慢性阻塞性肺疾病

### 一、中医对慢性阻塞性肺疾病的认识及中药内治法

#### ❖ 648. 中医如何认识慢性阻塞性肺疾病？

慢性阻塞性肺疾病是一种以呼吸道系统慢性炎症、气道及肺实质损害为主要表现的慢性进行性疾病。其临床表现为持续渐进性呼吸困难、胸闷、慢性咳嗽、气喘等。在中医学中并没有慢性阻塞性肺疾病这一病名，根据其临床表现、病因病机等可以归属到"喘证""肺胀""喘嗽""痰饮"等范畴。中医学认为慢性阻塞性肺疾病的发生与久病肺虚或先天不足有关，诱因多为反复感染风寒、风热，以及劳累、吸烟、情志刺激等。涉及肺、脾、肾、心等脏器。

#### ❖ 649. 中医治疗慢性阻塞性肺疾病的优势是什么？

中医治疗慢性阻塞性肺疾病具有以下优势。

（1）中医治疗从整体出发，辨证论治，一人一方，可明显改善慢性阻塞性肺疾病患者咳喘、胸闷、气短、呼吸困难等症状。

（2）中医治疗方法多种，在慢性阻塞性肺疾病的缓解期，内服中药与中医外治相结合，再配合中医传统运动进行康复锻炼，如调肺气法、八段锦、五行掌、六字诀等，练功时应注意循序渐进，练功量由小逐渐加大，避免剧烈的行为动作损伤身体。

（3）中医治疗慢性阻塞性肺疾病具有治疗效果稳定持久、毒副作用小、个体化特点等优势。

## 650. 中药如何治疗慢性阻塞性肺疾病？

在历代中医学专著中记载了丰富的慢阻肺治疗经验。中医学认为急则治其标，缓则治其本。在慢阻肺的急性发作期常见以下几种分型。

（1）外寒内饮型：表现为咳嗽、气短，咳痰清稀量多，怕冷无汗，舌质淡，苔白，可选用小青龙汤加减。

（2）痰热壅肺型：表现为咳嗽、气喘，痰多黏稠，或者是痰中带血，身热口渴，舌质红，苔黄腻，可选用越婢加半夏汤加减。

（3）痰湿蕴肺型：表现为咳嗽反复发作，咳声重浊，痰多色白易咳出，胸闷喘息，食少疲倦，可选用苓桂术甘汤加减。

（4）阳虚水泛型：表现为咳喘不能平卧，面部水肿或一身水肿，心悸，食少怕冷，可选用真武汤加减。

在缓解期常见以下分型。

（1）肺脾两虚证：见咳喘病程较短，咳声低微，气短，咳嗽痰多，痰色白清稀易咳出，神疲乏力，食少，大便稀，舌淡胖，苔白腻，可选用六君子汤加减。

（2）肺肾气虚证：见呼吸浅短难续，甚至张口抬肩，不能平卧，咳嗽痰白如沫，活动则汗出，怕风，乏力，腰膝酸软，小便清长，或咳则小便自遗，可选用补肺汤加减。

每个患者的辨证分型还需要专业的中医师进行判断。

## 651. 治疗慢性阻塞性肺疾病的中成药有哪些？

慢性阻塞性肺疾病是常见的呼吸系统疾病，有很多治疗慢性阻塞性肺疾病的中成药可以选择。下面介绍几种常见的中成药。

（1）玉屏风颗粒：由黄芪、防风、白术组成。适合反复感冒、出汗比较多、怕风、乏力、面色苍白等气虚的患者。

（2）百令胶囊、金水宝胶囊：为发酵虫草粉，适合咳嗽、气喘同时伴有腰背酸痛，颜面浮肿、夜尿频繁等肺肾两虚的患者。

（3）补肺活血胶囊：由黄芪、赤芍、补骨脂等组成。适合咳嗽、气喘同时伴有心慌、气短、胸闷、口唇发紫等气虚血瘀的患者。

（4）清肺消炎丸：由石膏、地龙、葶苈子、牛黄、羚羊角粉（代）、麻黄、苦杏仁、牛蒡子等组成。适合咳嗽、气喘同时伴有痰多、色黄、痰液黏稠等患者。服用中成药也有禁忌证，在服用前应咨询专业中医师。

## 二、辨证施膳调理慢性阻塞性肺疾病

### ✦ 652. 慢性阻塞性肺疾病患者可以选用的食材有哪些?

中医素有"药食同源""医食同源"的说法,既将药物作为食物,又将食物赋以药力。针对慢性阻塞性肺疾病患者不同的临床症状可以选用不同的食物。如有咳嗽痰多、痰白、乏力、食少等症状,可以选用化痰和中,健脾渗湿的食物,如山药、薏苡仁、白术、茯苓、陈皮等。如有咽喉干痛、少痰、心烦、手足心热等症状,可以选用具有滋阴润肺功效的食物,如雪花梨、百合、蜂蜜、莲子等。如有胸闷气短、咳嗽气喘、舌苔白腻等症状,可选用具有益元气、补肺肾功效的食物,如甜杏仁、花生仁、核桃仁等。

### ✦ 653. 慢性阻塞性肺疾病患者可以服用的药膳有哪些?

慢性阻塞性肺疾病是常见的慢性病之一,除药物治疗及康复锻炼外,药膳也是一种重要的调理方法。下面介绍几种常用的药膳。

(1)川贝粥:川贝母粉 10g,粳米 50g,冰糖适量。以上食材共煮粥,每日早晚温服。具有清热止咳,化痰散结的作用。血糖偏高的患者慎用。

(2)黄芪乌骨鸡:黄芪 60g,乌骨鸡 1 只,放砂锅中共炖,鸡肉熟烂后加调味品,饮汤食肉,可分 3 ~ 4 次服用。具有补气养肺、滋肾养血的作用,适用于慢性阻塞性肺疾病缓解期的患者服用。

(3)秋梨川贝膏:雪花梨 500g,款冬花、川贝、百合、麦冬各 15g,冰糖 50g,蜂蜜 200g,熬至黏稠膏状。每次取膏 15g,每日 2 次,温开水冲服。具有润肺养阴、止咳化痰功效。血糖偏高者慎用。

(4)雪梨藕汁:雪梨 250g,藕 250g,洗净切碎榨取汁液,混匀徐徐饮服,可润燥生津、清热祛痰。

### ✦ 654. 慢性阻塞性肺疾病患者可以饮用的茶饮有哪些?

(1)温肺代茶饮:生姜 3 片,红枣 6 枚,橘红 6g,五味子 5g(捣碎),款冬花 6g。水煎代茶饮,每日 1 服。具有温肺化痰的功效,适合怕冷、痰液清稀、受寒易发作的患者。

(2)清肺代茶饮:桑白皮 15g,杏仁 10g,乌梅 15g,鱼腥草 15g。水煎代茶饮,每日 1 服。具有清热化痰的功效,适合咳嗽、气喘、痰多色黄、胸闷、面红的患者。

（3）润肺代茶饮：川贝 10g，杏仁 10g，橘皮 10g，莱菔子 10g。水前代茶饮，每日 1 剂。具有止咳理气化痰的功效，适合咳嗽、痰少，痰黏不容易咳出、食后腹胀的患者。

（4）养肺代茶饮：沙参 10g，麦冬 10g，五味子 10g，虫草 3g。水煎代茶饮，每日 1 剂。具有益气养阴补肾的功效，适合咳嗽、气短、乏力、腰膝酸软的患者。

（5）青果茶：鲜橄榄 3 枚。将鲜橄榄捣碎后放入茶杯中，用沸水冲泡，盖严温浸 10～15 分钟，即可饮用。具有清肺利咽、生津止咳的功效，适合干咳少痰、咽干咽痛、口干的患者。

## 三、慢性阻塞性肺疾病的中医养生法

### ❖ 655. 慢性阻塞性肺疾病患者饮食调养的原则是什么？

合理的饮食调养也是治疗慢性阻塞性肺疾病的重要方面，慢性阻塞性肺疾病的患者应遵守健康合理的饮食原则。

（1）少食多餐，当避免生冷、辛辣刺激、过硬的食物，多吃软烂的食物，避免高糖高脂食物。

（2）根据个体需要补充多种维生素，可多食绿叶蔬菜类。

（3）食疗与正规治疗相配合，接受正规的治疗同时可加用食疗药膳。如急性期可食用止咳化痰的食物，如百合、枇杷等；缓解期可食用健脾养肺的食物，如红枣、银耳等。

（4）控制盐的摄入量。

（5）合理进食优质蛋白，建议以鱼、禽、蛋、瘦肉为主。

### ❖ 656. 慢性肺病患者可以选择养生补品吗？

慢性阻塞性肺疾病患者是否选择养生补品需要通过专业的中医师鉴别诊断后确定。慢性阻塞性肺疾病急性期治疗需要急则治其标，以祛邪为主，一般不用养生补品。在慢性阻塞性肺疾病的缓解期，以扶正为主，可以适当合理应用气阴双补的药物，如人参、胡桃肉、沙参、西洋参、冬虫夏草等，可以有效治疗严重受损的肺功能，增强机体抵抗力，改善患者生活质量。

## ❀ 657. 慢性阻塞性肺疾病患者在日常生活中需要注意什么？

（1）保持平和的心态、愉悦的心情，避免喜、怒、忧、思、悲、恐、惊等过度的情志刺激。

（2）顺应四季风雨寒暑的变化，适当增减衣物，避免到人群密集且通风不良的公共场所逗留。

（3）在日常生活中适度运动有利于病情的康复，包括散步慢走、骑车、柔和的中医传统功法。

（4）饮食宜清淡易消化，同时富含营养，避免过饥过饱，忌食生冷油腻的食物。戒烟限酒。

## 四、治疗慢性阻塞性肺疾病常用的中医外治法

## ❀ 658. 哪些中医外治法可以治疗慢性阻塞性肺疾病？

在慢性阻塞性肺疾病缓解期的治疗中，中医外治法发挥着重要的作用。中医外治法包括有针刺、灸法、耳穴疗法、穴位贴敷等。针刺及灸法通过特定的穴位刺激达到平喘利气、补肺益肾的效果。耳穴疗法是通过刺激脏腑经络相关联的耳穴，可以改善肺功能，缓解呼吸困难等症状。穴位贴敷是以经络理论为依据的中医外治法，将中药研磨成粉，加入蜂蜜、姜汁做成糊状，贴敷于特定的穴位，可以起到扶正祛邪、止咳化痰、通络等多重功效。

## ❀ 659. 针刺疗法、耳穴疗法如何治疗慢性阻塞性肺疾病？

针刺疗法常选用肺俞、肾俞、膈俞、曲池、丰隆、足三里、天突等腧穴，可以起到宣肺化痰、止咳平喘的功效。具体的选穴需经过专业的中医针灸医师四诊合参，根据患者的病情辨证施针。

耳穴疗法常选用肺、胃、口、神门、交感等，由专业临床医护人员贴敷好后，每日自行按压 3 ～ 5 次，每次 2 分钟，隔 1 ～ 3 天换 1 次，两耳交替贴用。

## ❀ 660. 穴位贴敷疗法如何治疗慢性阻塞性肺疾病？

穴位贴敷是将半夏、细辛、干姜、白芥子、生姜等药研磨，拌以姜汁或蜂蜜制成药饼，贴敷于相应的穴位上以起到宣肺止咳化痰的作用。治疗

慢性阻塞性肺疾病常用的穴位有肺俞、脾俞、肾俞、定喘等穴位，每次贴敷 2～4 小时，每日 1 次。可于冬三月及夏三月时节行"三九贴""三伏贴"进行预防，贴敷期间需观察皮肤的变化，出现小水疱、局部红肿等为正常现象，无须处理。水疱较大时，则需用无菌注射器抽出渗出液后，常规消毒后，无菌包扎。

# 第二节　肺结核

## 一、中医对肺结核的认识及中药内治法

### ❖ 661. 中医如何认识肺结核？

肺结核是全球传染病之一，中医学称为"肺痨"，临床表现为咳嗽、咯血或痰中带血丝、午后低热、夜间盗汗，或伴胸闷胸痛、全身无力、食欲减退等。具有传染性、慢性、虚弱性的特点。中医学认为"肺痨"病位在肺，常因劳累、营养不良、忧虑太甚等导致人体正气消耗，此时若受到外部"痨虫"侵蚀肺部，则会引发此病；病理特征为阴虚火旺、气阴两虚，日久会传及脾、肾等脏，导致阴阳两虚。如肺阴亏损、肺燥失润，则会干咳、痰中带血丝、口干咽燥；虚火灼伤肺络则咯血、午后潮热、心烦失眠。治疗要补虚培本，增强正气、抗结核杀虫以绝根本。如若正气较强、治疗及时，尚可康复。

### ❖ 662. 中医治疗肺结核的中药方剂有哪些？

近年来，中药在治疗肺结核方面取得了显著的成效，医家主要采用辨证论治原则治疗本病，以补虚药为主。

（1）参苓白术散益肺气、补脾胃，适用于咳嗽无力，痰色白、量多，伴食少、腹胀、大便稀等气阴耗伤型患者。

（2）月华丸滋阴润肺，适用于干咳伴咯黏白痰，午后手足心发热，口干咽燥，身体疲倦，食欲不振等肺阴亏损型患者。

（3）百合固金汤合秦艽鳖甲散滋阴降火，适用于咳嗽痰黏，咯血色红，潮热，心烦失眠，消瘦不欲吃饭等阴虚火旺型患者。

（4）补天大造丸温补脾肾、滋养精血，适用于咳嗽咯血，身体浮肿，自汗盗汗等阴阳两虚型患者。

建议肺结核患者咨询中医师以对症开方，避免盲目用药出现不良反应。

## 663. 治疗肺结核的验方有哪些？

中医中药不仅治疗慢性病具有明显的优势，针对部分疾病的急性期，有时仅需几味中药也可收到立竿见影之效，举例如下。

（1）白及 10g，儿茶 5g，生大黄 10g，白矾 3g 研为细末，分成 20 包，温开水冲服，每日 2 次，每次 1 包。对肺结核有小量咯血者常有很好疗效，中病即止，不建议长期使用。

（2）银柴胡 8g，石决明 10g（打碎），地骨皮 8g，三味共煎汤服，每日 1 剂，分 2～3 次服用，连用 3 天。对肺结核午后低热、盗汗者常有很好疗效。如若 3 天后仍低热，建议咨询中医师。

## 664. 治疗肺结核的中成药有哪些？

由于部分患者对抗结核药有耐药性，使得病情不能缓解、恢复很慢。若配合使用中成药，可明显改善病情、促进病灶吸收。

（1）百合固金口服液、养阴清肺口服液、虫草川贝膏可养阴润肺，适用于干咳少痰，痰中带血，胸痛，咽干口燥等肺阴亏损型患者。

（2）益气养阴口服液、黄芪生脉饮、参芪沙棘合剂可益气养阴，适用于咳嗽，咯血，潮热面红，气短盗汗，食欲不振等气阴耗伤型患者。

（3）知柏地黄丸、结核丸、大补阴丸合十灰散可滋阴清火、凉血止咳，适用于反复咯血，或痰黄黏稠，烦热失眠，急躁易怒等阴虚火旺型患者。

（4）回生甘露丸、鹿茸口服液合云南白药胶囊可填补精血、温补脾肾。适用于咯血，盗汗怕风，自汗喘憋，肢体或面部浮肿，食欲不振，大便质稀不成形等阴阳两虚型患者。

# 二、辨证施膳调理肺结核

## 665. 调理肺结核的食疗方法有哪些？

中医食疗养生法种类繁多，常用于调理肺结核的有药膳、茶饮等，无论何种方法，首先要遵循"春夏养阳，秋冬养阴"的原则，顺应四季阴阳变化规律，进行相应的饮食养生。其次建议根据自身症状体征辨证选择适宜的药膳或茶饮，如咳嗽伴盗汗、心烦无力等不适，提示肺阴亏虚，宜将食物与滋阴清热类中药配伍，如麦冬、黄芪、知母等，可达到事半功倍的效果。如咳嗽伴咯血明显，可加凉血止血药物，如三七、侧柏叶等。

## ❋ 666. 肺结核患者可以服用的药膳有哪些？

肺结核是中医四大难治病之一，在接受常规治疗时可配合下列食疗方，效果会更佳。

（1）骨皮老鸭汤：1只老鸭，地骨皮25g布包，适量调味。同入锅中蒸煮，每周1剂。可养阴润肺、凉血止咳，适用于肺结核干咳、痰中带血、咳声短促无力、烦热等症。

（2）三百童子鸡：1只童子鸡，百合、百部、白及、天冬、麦冬各25g布包。小火炖熟后，食鸡加饮汤，每周1剂。可补肺气、养肾精、止咳痰，适用于咳嗽咳痰、痰中带血丝、咽干咽燥、手足心烦热、气短乏力等症。

（3）川贝银燕汤：川贝母6g，泡发银耳10g，泡发燕窝3g，玉竹12g，甘草6g，冰糖适量。玉竹煎汁，将泡发的银耳燕窝洗净，放入煎汁、冰糖，隔水炖熟后食用。可滋阴清热、止咳化痰，适用于干咳、痰中带红血丝、潮热等症。糖尿病患者禁用。

（4）炒肺片：猪肺1只切片，甜杏仁30g，白及粉10g，紫菀10g，黄酒生姜等调味品适量。先炒肺片，再放入杏仁、紫菀及其他调味品，炒熟出锅，可蘸白及粉、盐食用。可开胃健脾、止咳化痰，适用于咳喘、气短、久咳咯血并伴食欲不振等症。

## ❋ 667. 肺结核患者可以饮用哪些茶饮？

推荐几款简单易调配的茶饮，肺结核患者可根据自身症状体征选择合适的茶饮，每日饮用。

（1）百麦玄贝绿茶：百合8g，麦冬8g，玄参8g，川贝母3g，绿茶4g。将前四味中药加水煮开，用沸水冲泡绿茶，每日适量温饮。可养阴润肺，常用于治疗肺结核干咳痰少或痰带血丝、口干咽燥等症。

（2）双参五味茶：太子参20g，沙参10g，黄芪10g，五味子6g，百部8g，绿茶5g。将前五味中药加水煮开，用沸水冲泡绿茶，每日适量饮用，可补肺气、益肺阴，常用于治疗肺结核咳嗽气短、神疲乏力、自汗、盗汗等症。

（3）薯蓣茶：生怀山药120g，甘草10g，麦冬10g，将山药切片，与甘草、麦冬一起煮汁，每日徐徐温饮代茶。可健脾益肺，常用于治疗肺结核发热、咳喘、自汗乏力、大便稀甚至泄泻等症。

（4）枇杷果绿茶：枇杷果100g，绿茶5g，冰糖适量。将枇杷果加水煮开，沸水冲泡绿茶，适量冰糖调味（糖尿病患者慎用冰糖），每日徐徐温饮。可润燥止咳、清热生津。常用于治疗肺结核咳嗽频繁、痰中带血丝、咽干咽燥、手足心烦热等症。

# 三、肺结核的中医养生法

## ✤ 668. 肺结核患者饮食调养的原则有哪些？

（1）肺结核属于消耗性疾病，易致人体虚弱，一定要注意营养的补充。要保证蛋白质、脂肪的摄入量，以补充消耗。

（2）多食用富含新鲜汁液的水果、蔬菜，以增强抵抗力；同时适当摄入粗粮，补充膳食纤维素量，保持大便通畅。

（3）伴有咯血的肺结核患者，应增加铁的摄入量。

（4）伴有反复低热的肺结核患者，可多食肉蛋奶、豆腐等，补充消耗掉的蛋白质。

## ✤ 669. 肺结核患者的饮食禁忌有哪些？

（1）忌辛辣刺激、动火燥液之物，即饮食要清淡，味道要爽口，如炒菜时不放辣椒，不吃洋葱、芥末、白酒等，可适当服用开胃药物，以保护脾胃消化功能。

（2）不能吃热性太大的食物，如狗肉、羊肉、荔枝、桂圆等。

（3）服用结核药期间不吃鱼类、海鲜、芒果、牛奶等容易引起过敏反应的食物。

（4）牛奶不与抗结核药物利福平同时服用，因为牛奶会导致利福平的吸收率下降。

## ✤ 670. 肺结核患者可以吃哪些水果和蔬菜？

（1）多食用富含维生素C和糖类含量较高的水果，如甘蔗、枇杷、西瓜、梨、柚子、橘子等。甘蔗、枇杷、梨有润肺化痰止咳的作用，柚子、西红柿、黄瓜、香蕉具有清热解毒的效果，均对肺结核具有一定的辅助治疗作用。

（2）肺结核患者能吃的蔬菜比较多。第一，可以多吃一些芹菜、油菜或菠菜，芹菜具有清热解毒效果，适合肺结核肝火旺盛伴失眠的患者；第二，可以多进食菌类食物，如香菇、蘑菇、金针菇等，可提高免疫力，减少咳嗽哮喘发作；第三，适合进食富含维生素类蔬菜，如胡萝卜、韭菜、南瓜、绿叶菜等；第四，多食富含钙的食物，如豆腐、牛奶、青菜等，可提高气管抗过敏能力。

### ❀ 671. 适合肺结核患者的养生运动有哪些？

肺结核患者经过适当的运动锻炼，可改善全身的疲乏、虚弱感，提高食欲，减轻肺部不适感。合适的运动项目有散步、太极拳、保健体操等。散步对于肺结核患者来说是一项非常有益的运动，但一定选择空气清新的地方，时间在早晨 7～9 时为宜。太极拳动作和缓，运动时呼吸均匀，有利于恢复病情，运动时长在 20～30 分钟为宜，上下午各练一次。保健体操不宜太剧烈，全套时长控制在 20～30 分钟为宜。发作期及缓解期患者不建议进行游泳、骑车等耐力型运动，以免引起咳嗽和胸痛。

## 四、治疗肺结核的常用中医外治法

### ❀ 672. 针刺疗法如何治疗肺结核？

针刺足太阳膀胱经、手太阴肺经等穴位，可扶助人体正气，辅助改善乏力、咳嗽咯血、盗汗、失眠等不适症状。可选取肺俞、膏肓、天柱、膻中、足三里、尺泽、脾俞、鱼际、太渊等腧穴。一般 30 天为一个疗程。需要注意针刺治疗必须由针灸医师操作，非专业医师勿自行操作。

### ❀ 673. 穴位贴敷疗法如何治疗肺结核？

（1）咳喘严重者，可用白芥子、甘遂、细辛、白芷、川乌、草乌等量共研细末，以姜汁调成膏状后均匀涂抹在方形纸上。可取大杼、肺俞、心俞、膻中、气海、华盖、鱼际等腧穴。每日更换，连敷 3～5 日。

（2）咳喘伴火旺症状者，可用玄参、白芍、桔梗、知母、青蒿各 10g，研磨以生姜汁调合后涂抹在医用胶布上。可取肺俞、关元、大椎、中府、膏肓等腧穴。每周 3 次，每次贴敷 3 小时。

## ❖ 674. 灸法如何治疗肺结核？

运用灸法治疗肺结核自古有之，且具有独特的优势，可明显改善咳嗽、乏力、食欲差等不适症状，减轻服用抗结核药引起的不良反应。居家操作可选择简单易行的艾灸，临床表现明显者可于医院行电灸法、隔物灸、温针灸等。可取肺俞、关元、脾俞、足三里、膻中、百劳、膏肓等腧穴及其周围部位，以产生温热灸感为佳。居家操作时切忌烫伤皮肤，一般灸20～30分钟，每周3次，具体可咨询中医师。

## ❖ 675. 治疗肺结核的药枕处方有哪些？

药枕疗法是中医外治法一种，将药物粗研末装入枕芯中，患者通过鼻窍吸入中药药物，可达到养阴止咳、滋阴清热的效果。属于"闻香治病法"，但肺结核活动期慎用。常用药枕处方如下。

（1）咳喘明显伴虚弱无力者，选用款冬花、五味子、黄芪、甘草、枇杷叶、麦麸、紫苏叶、苦杏仁等量，每味药用量为80g。

（2）咳喘伴心烦、失眠者，选用款冬花、五味子、枇杷叶各80g，灯心草、酸枣仁各120g。

# 第三节　支气管哮喘

## 一、中医对支气管哮喘的认识及中药内治法

## ❖ 676. 中医如何认识支气管哮喘？

支气管哮喘简称哮喘，属于中医"哮证""喘证"范畴，是一种发作性的痰鸣气喘疾患，临床表现为咳嗽、胸闷、喘促、气短甚至不能平卧等。其特点是在急性发作期咳喘时喉中痰鸣。该病易反复发作，且缠绵难愈。中医学认为哮喘的发生，主要是素体肺内有痰，复感寒热等外邪，或饮食不当或情志失调或劳倦内伤引发伏痰，以致痰与气相互阻滞，相互搏结，阻塞气道，气管因而狭窄，肺气升降不利，而致呼吸困难，哮喘发作。肺与脾、肾关系密切，其病位在肺，涉及脾、肾。

## ❖ 677. 中医治疗支气管哮喘的原则是什么？

中医治疗支气管哮喘的原则依据"急则治其标、缓则治其本，发时治

肺，平时治肾"，即分期治疗，根据患者所处的不同阶段辨证施治。首先是区分是急性发作期还是缓解期，急性发作期患者表现为明显的咳嗽喘促、气短、胸闷等症，治疗以祛邪化痰平喘为主，缓解期患者喘促等呼吸道症状不明显，治疗以扶正固本、预防发作为主。另外在急性发作期还要区分寒热之不同，咳嗽喘促气短同时伴有咳痰清稀色白、胸闷、怕冷、舌苔白腻为寒证，治疗宜温肺化痰平喘；咳嗽喘促同时伴有痰黏稠色黄、面红、发热、口渴、舌苔黄厚腻等为热证，治疗宜清热化痰平喘。临床治疗时只有辨证确切，治疗中正确兼顾虚实标本，才能取得到比较理想的效果。

### 678. 治疗支气管哮喘的验方有哪些？

中医治疗支气管哮喘积累了许多单验方，可以帮助患者在日常生活中自行根据自己的临床症状选用。

（1）干地龙粉：具有平喘解痉的作用，将地龙研磨成粉，每次 3g，每天 2 次，或将地龙装入胶囊，开水冲服。适合咳喘伴痰黄黏稠、口唇发绀、舌色偏紫的热证哮喘患者。

（2）麻杏汤：具有解痉平喘、止咳化痰的功效，由麻黄 5 g，苍耳子、辛夷、杏仁、紫菀、冬花各 10 g，射干 9 g 组成。水煎服，每日 1 剂，早晚各 1 次。适合哮喘患者中咳喘昼轻夜重，不能平卧，咳痰不多，冬季发作频繁者。

（3）黑芝麻膏：具有补虚固本的功效，将黑芝麻 250g 炒熟，生姜 125g 洗净绞汁。将姜汁拌入芝麻，放锅内略炒，待凉。另用冰糖、蜂蜜各 125g 溶化，与上两物混合拌匀。适合老年哮喘者，每日早晚各服 1 汤匙，祛喘效果明显。糖尿病患者慎服。

（4）人参蛤蚧丸：具有补虚纳气的功效，由人参 100g，蛤蚧 1 对，核桃仁 250g，蜂蜜适量组成。上药为末，以蜜为丸，每丸樱桃大小，每服 1 丸，日服 2 次。本方适于平素短气无力的哮喘患者。糖尿病患者慎用。

## 二、辨证施膳调理支气管哮喘

### 679. 支气管哮喘患者可以服用的药膳有哪些？

（1）北瓜饮：北瓜 1500g，饴糖 1500g，生姜汁 60g。将北瓜去籽洗净，切小块，煮透去渣留汁、兑入饴糖再熬 10 余分钟浓缩收汁，最后加入生姜汁搅拌即成。最好在冬至前后开始服用，不必待哮喘发作。每日 2 次，早晚各 15g，开水冲服，连服 2 个月。适合怕冷、痰液清稀、乏力等寒证的哮喘患者。

（2）冰糖蜂蜜蒸北瓜：每天用 300～500g 北瓜 1 个，在顶部切一小圆口，切掉部分保留做盖，去籽瓤，取冰糖、生蜂蜜各 30g 装入瓜内，盖好盖，放大碗或盘中，置于锅中蒸熟，熟后趁热食瓜肉，连服 7～10 天为 1 个疗程，前 5 天每天睡前服一顿，之后症状消失可服半量，食后喝些温开水。适用于咳喘、面红、口干、痰液黏稠等热证的哮喘患者。

## ❀ 680. 支气管哮喘患者可以服用的茶饮有哪些？

支气管哮喘患者应避免喝浓茶，可以常饮药茶用于预防保健。常用药如陈皮、乌梅、桑叶、菊花、胖大海、百合、紫苏叶、桔梗、黄芪、太子参等各取 3～6g，加入绿茶或红茶，喝哪种茶及怎样和药物搭配，需要根据患者的症状结合舌脉，进行辨证选茶。如热证的支气管哮喘患者可选绿茶加桑叶、菊花、胖大海、百合泡水，具有清热宣肺的功效。寒证的支气管哮喘患者可选红茶加苏叶、乌梅、陈皮、桔梗等泡水，具有疏风温肺的功效。平素气短乏力、不耐风寒的体虚支气管哮喘患者可以加黄芪、太子参扶正固肺。但是支气管哮喘患者不建议喝花茶，花茶属于芳香类型，容易诱发发作。另外需要注意的是茶饮只是辅助防治哮喘，若哮喘发作还是需要积极到正规医院接受相应治疗。

## 三、支气管哮喘的中医养生法

## ❀ 681. 支气管哮喘患者饮食调养的原则是什么？

支气管哮喘的饮食调养原则：加强营养，低盐高纤维素清淡饮食，平素多吃梨、枇杷、萝卜、冬瓜等新鲜蔬菜和水果，勿过饱，忌食辛辣、发物、肥甘厚味、生冷等刺激性食物，避免虾、蟹、肥肉、巧克力等，以绝生痰之源，避免诱发哮喘，发作期多补充水分。

## ❀ 682. 支气管哮喘患者在日常生活中需要注意什么？

（1）预防感冒是防止哮病反复发作的重要因素。日常生活中应注意气候变化，尤其注意气候突变，做好防寒保暖，及时增减衣物，防止外邪诱发。

（2）劳逸结合，避免过度劳累，节制房事，戒烟限酒，保持心情舒畅，保持作息规律，按时起卧，尤忌熬夜不眠。

（3）保持居住环境空气新鲜，避免花粉、烟尘、雾霾、异味等刺激，嗜好吸烟者应戒烟。

（4）加强锻炼，增强体质，可自练呼吸操、太极拳、八段锦。支气管哮喘患者体质异秉，多易生病，一旦有病宜及早治疗。

## 683. 冬病夏治能防治支气管哮喘吗？

冬病夏治属于中医的内病外治法，指对一些冬季容易发作的复发性的疾病，选取一定的药物敷贴、针灸、拔罐等，通过对穴位的刺激来调整脏腑、经络，从而达到防病治病目的的一种治疗方法。其优势为避免了内服药对胃肠道的刺激，起到了简、便、廉、效的作用。冬病夏治能够防止支气管哮喘的发作，通过对局部的穴位进行贴敷，春夏养阳，可以温阳扶正，提高人体免疫力，减少疾病冬季发作。

# 四、治疗支气管哮喘常用的外治法

## 684. 刺血疗法、火罐疗法和刮痧疗法如何治疗支气管哮喘？

（1）刺血疗法：取太阳穴、鱼际穴、丰隆穴、阳交穴、肺俞穴、心俞穴、膈俞穴点刺，或点刺大椎穴、风门穴、定喘穴及点刺督脉、膀胱经有关穴位，挤压出血。

（2）火罐疗法：主穴取肩中俞穴、俞府穴、中府穴、膻中穴，配穴取肺俞穴、肾俞穴、水分穴。采用走罐、闪罐、血罐、坐罐的方法治疗。

（3）刮痧疗法：主刮取穴大椎穴、风门穴、肺俞穴、膏肓穴、神堂穴，配刮取穴定喘穴、天突穴至膻中穴、丰隆穴。风寒外束加刮尺泽穴至列缺穴，痰热壅肺加刮合谷穴、列缺穴，肾不纳气加刮肾俞穴、太溪穴。操作方法：背部从大椎经定喘穴直刮至肺俞穴，胸部自天突穴刮至膻中穴，重手法刮拭3～5分钟，以局部出紫红痧点为佳。轻刮肾俞穴、太溪穴3分钟。重刮其余经穴3分钟左右。

## 685. 体针疗法、火针疗法、灸法如何治疗支气管哮喘？

（1）体针疗法：取穴鱼际穴，左右交替使用。针尖向掌心斜刺，得气后留针20分钟左右，5分钟捻转行针1次，每天1次或发作时针1次，

10 次为 1 个疗程。

（2）火针疗法：选穴以孔最穴、定喘穴、肺俞穴、足三里穴、太冲穴、合谷穴为常用，每次取单侧 3 ～ 4 个穴，左右交替，间隔 2 ～ 3 周后重复，能巩固疗效、预防复发。

（3）艾灸疗法：取穴大椎穴、肺俞穴、天突穴、风门穴、膻中穴。每年 1 次，灸治时间以小暑到白露期间为最佳。

## ✿ 686. 耳穴疗法及推拿疗法如何治疗支气管哮喘?

（1）耳穴疗法：主穴取肺、气管、对屏尖，取脾、肾、大肠、神门、耳尖为配穴。发作时用针刺，耳尖放血 3 ～ 5 滴，平时以耳压疗法治疗。

（2）推拿疗法：取穴定喘穴、肺俞穴、膈俞穴、肾俞穴、三焦俞穴、天突穴、膻中穴、云门穴、中府穴。常用手法：推、擦、揉、按、压。操作：患者俯卧，医者双手掌或大鱼际以督脉为中线，自定喘穴起由上而下向两侧分推至三焦俞，持续 3 分钟。然后掌擦背部 2 分钟，双拇指自定喘穴沿膀胱经内侧线向下边揉边按至肾俞穴，持续 3 分钟。分压定喘穴、肺俞穴、膈俞穴各半分钟。患者仰位，医者双手多指腹以任脉为中线，自天突穴起自上面下向两侧分推至整个胸部，持续 3 分钟，然后擦胸部 2 分钟，中指压天突穴、膻中穴，双拇指分压中府穴、云门穴各半分钟。

# 第四节　支气管扩张

## 一、中医对支气管扩张的认识和中药内治法

## ✿ 687. 中医如何认识支气管扩张?

支气管扩张是一种比较严重的肺部炎症，常会有反复的咳痰、气喘，甚至咳吐脓痰，病程久了还可以出现不同程度的咯血。中医将支气管扩张归属于"肺胀"范畴。认为其病因有外因和内因两个方面，外感风、寒、燥、湿等邪气，侵袭肺系，肺失宣肃，外邪郁而化热，伤及肺络，故见咳嗽、咳痰、咯血等症状；内因则由正气不足，卫外不固，脏腑功能失调，内伤于肺。在急性期，通常用清火止血的方法对症治疗，在缓解期要根据脏腑虚损的情况来进行调理，目的是增强机体的免疫力，尽量减少发病的机会。

## ❈ 688. 中医治疗支气管扩张的经验方有哪些?

中医在治疗支气管扩张方面有很多行之有效的方剂,下面介绍几款供参考。

(1)清肺化瘀汤:瓜蒌 20g,桑白皮 10g,地骨皮 10g,化瘰百 10g,鱼腥草 20g,三七粉 3g,牛蒡子 10g,沙参 10g,麦冬 10g,浙贝母 15g,桔梗 10g,枳壳 10g,黄芩炭 10g,黄芪 10g,太子参 10g,每日一剂,水煎分 2 次温服,适用于咳嗽、咳吐黄痰、大便不畅的急性期患者,具有清肺养阴,降气化痰的作用。

(2)补肺膏:党参 200g,麦冬 100g,生地黄 100g,百合 100g,陈皮 60g,诃子 50g,枇杷叶 100g,半夏 50g,茜草 100g,丹参 100g,桃仁 100g,五味子 50g,枸杞 100g,煅花蕊石 50g,水煎浓缩后加入川贝粉 50g,三七粉 30g,最后加阿胶 200g,冰糖 100g,蜂蜜 100g 收膏,每次服用 15 ～ 20ml,每日 1 ～ 2 次,此方适用于气短、乏力、干咳少痰的缓解期患者服用,具有益气养阴,敛肺止咳的作用。

(3)止血粉:大蓟、白及、大黄,剂量按 3：2：1 比例配制,共研细末,过筛成散,每服 3 ～ 5g,每日 3 次。用于支扩咯血及上消化道出血者。

需要提醒大家的是,一定要在专业医生的指导下用药方可达到理想的治疗效果。

## ❈ 689. 治疗支气管扩张的中成药有哪些?

中成药以其治疗疾病针对性强、服用方便、价格优势等特点为临床常用,可缓解症状并促进疾病的康复。如果患者咳嗽、咳吐脓痰症状明显可选择莲花清咳片、金荞麦片或者十味龙胆花颗粒以清肺化痰;咽干、咳痰不爽、五心烦热症状明显的患者可以选择蜜炼川贝枇杷膏、养阴清肺丸以养阴润肺;缓解期还可以选择服用百令胶囊、金水宝胶囊,它的主要成分为发酵的冬虫夏草菌粉,能够起到补肺肾、益精气的作用;玉屏风颗粒具有补益肺气、固表敛汗,提高机体免疫力的作用,也是临床常用且疗效肯定的,大家可以咨询专业的医生对症应用。

# 二、辨证施膳调理支气管扩张

## ❈ 690. 支气管扩张患者急性期可以服用的药膳有哪些?

患者在支气管扩张急性期以抗感染、促进痰液排出为主,在药膳选择上也以清肺化痰为原则，推荐几款药膳如下。

（1）杏仁 30g，虎杖 250g，金荞麦 100g，猪肺 1 具，同煮至烂熟，加姜汁、食盐调味食用，不仅可以化痰降气，还能达到以脏养脏的功效，适合咳嗽伴痰多的患者。

（2）鸭梨两个，洗净不去皮，去掉果核，以川贝 10g 研细末，分别放入鸭梨中，蒸熟后服用，连服 5 ～ 7 天，具有清肺养阴的功效，适合干咳痰少的患者。

（3）银耳鲜藕粥：银耳 50g，鲜藕 500g，糯米 50g，藕洗净后绞汁，银耳和糯米加水煮粥，粥将稠时加入藕汁，至熟时加入冰糖适量，此方适用于支气管扩张，咳血，干咳少痰的患者，糖尿病患者禁服。

## ❖ 691. 支气管扩张患者缓解期可以服用的药膳有哪些？

支气管扩张急性期经治疗后症状缓解或趋于消失时，辅以饮食调养，可达到扶正祛邪，促进康复的目的。

（1）人参粥：人参粉或片 6g，粳米 100g，加适量清水，大火烧开后，文火熬熟，另取冰糖少许熬汁，加入粥中。用于少气懒言，动则气喘，疲倦乏力的患者，经常食用，有补益元气、扶正固本的作用。

（2）归参炖母鸡：当归、党参各 15g，母鸡 1 只，生姜、葱、黄酒、食盐适量放入砂锅，加水炖熬，肉熟即成。用于气血两亏，神疲乏力，面色少华者，经常食用有益气养血、补虚扶正的功用。

## ❖ 692. 支气管扩张患者可以服用的茶饮有哪些？

由于此类疾病目前无法通过药物完全治愈，因此平时的保健尤为重要，避免吸烟，尽量减少到粉尘大的环境中，可以应用中药代茶饮的方式改善症状。

（1）取鲜梨去核留皮 1 个，鲜藕 500g 去节，鲜荷叶去蒂 1 张，荸荠去蒂 1 个，大枣去核 10 个，鲜白菜根去心 30g，水煮，代茶饮服，具有养阴清肺的功效，适合咳嗽，干咳少痰，咳痰困难的患者。

（2）荷叶：具有止咳血之功效，适宜支气管扩张咳嗽咯血者煎水代茶饮，或用干荷叶研为末，每日 3 次，每次 10g，米汤送服。

（3）银花 10g，鱼腥草 10g，芦根 10g，桔梗 10g，泡水代茶饮，能起到清肺排痰的功效，适合咳嗽，黄痰为主的患者。

## 三、支气管扩张的中医养生法

### 603. 支气管扩张患者应该经常食用的化痰类食物有哪些？

咳痰，或白痰，或黄痰，甚至脓痰是支气管扩张的突出症状，所以在治疗上以化痰为主要任务。除了应用药物以外，食物的选择也是非常重要的，比如百合、枇杷，配蜂蜜可以养阴清肺，降气化痰；鱼腥草、芦根、芦荟根具有清肺排脓的功效；冬瓜子、薏苡仁、桔梗具有化痰排脓的功效；紫菜具有清肺热，化脓痰的功效；丝瓜、冬瓜能清热化痰，凉血解毒，支气管扩张咳吐黄脓痰或咯血者，宜常食之，很有益处。豆腐性凉，味甘，有生津润燥，清热解毒的作用。《医林纂要》中还说它能"清肺热，止咳，消痰"。支气管扩张之人宜常用豆腐凉拌服食。药物配合适合的食物可以起到事半功倍的效果。

### 694. 支气管扩张患者在日常生活中需要注意什么？

对于支气管扩张的患者来说，最重要的是尽量预防感冒，要根据季节的变化随时增减衣物，发现感冒应积极治疗以避免诱发肺部感染，平时多补充营养，增加牛奶、鸡蛋、瘦肉等蛋白含量高的食物，增强体质，多喝开水，多吃水果蔬菜，忌食辛辣食品，例如辣椒、胡椒、韭菜等辛辣之物，以免助热生火；菜肴调味也不宜过咸、过甜，防止助湿生痰。不可随意食用补品，尤其是急性感染期的时候。痰量较多者，每天要作体位引流排痰或者雾化的方法来加速痰液的排出，同时应用健脾化痰之品，可以常吃山药、薏苡仁、莲子、百合、白果等食物。近年来随着人们生活水平的提高，糖耐量降低或糖尿病的人群明显增多，要监测血糖，积极控制血糖，防止感染的发生。

## 四、治疗支气管扩张常用的外治法

### 695. 针刺疗法如何治疗支气管扩张？

针刺治疗主要用于支气管扩张合并感染控制后或缓解期的治疗，可取肺俞、膻中、天突、太溪、三阴交等腧穴，用于预防感冒，减少支气管扩张发作；取大椎、足三里、血海、肺俞、命门、三阴交等腧穴，用于增强体质，提高免疫力。此外可采用揉大椎阳关法、背部挤推法、揉血海法、按天突法、捏合谷法等，嘱患者每天坚持保健按摩，早晚各一次，对于预防感冒，增强体质，提高机体抗病能力都有一定的作用。

### 696. 穴位贴敷疗法如何治疗支气管扩张？

除口服药物以外，支气管扩张的调理还可以应用穴位贴敷法，下面介绍一下具体的方法：将等量的吴茱萸、川牛膝、白及碾压成细末，加入醋和蜂蜜调制成膏剂，再按压成 0.5cm 厚、1cm 宽的药饼，酒精消毒皮肤后贴于涌泉穴以及孔最穴。根据患者的体质、皮肤状态及年龄等因素调整贴敷时间，基本控制在 2 ～ 4 小时，如果患者在贴敷期间出现瘙痒、疼痛、灼热感，可提前取下。治疗时间为 1 周。涌泉穴可将上炎虚火引至下焦，孔最穴对肺系急证有明显治疗效果，可以有效缓解症状，缩短止血时间。

### 697. 足浴疗法如何治疗支气管扩张？

足浴疗法也是常用的中医外治法，它能够促进气血运行、疏通全身经络，调节脏腑功能，下面介绍一下常用的足浴方剂：黄芪 20g，党参 20g，当归 15g，川芎 15g，薏苡仁 30g，半夏 15g，丹参 20g，炒苍术 20g，萆薢 30g，威灵仙 30g，鸡血藤 30g，桂枝 15g，细辛 10g，牛膝 20g，具有益气化瘀、温经化痰的作用。器具最好选用木桶或者足浴盆，水温控制在 40℃左右，时间上也不宜过长，以 15 ～ 30 分钟为宜；饭后 30 分钟内不宜做足浴，因为它会影响食物的消化吸收，这一点也是要注意的。通过足浴疗法可以增强机体免疫力和抵抗力，达到祛病驱邪的目的。

## 第五节　肺纤维化

## 一、中医对肺纤维化的认识及中药内治法

### 698. 中医如何认识肺纤维化？

肺纤维化主要表现为干咳，进行性呼吸困难，头晕，口唇以及指甲发紫，活动后尤为明显，部分患者可见杵状指／趾。在中医学中，据其病因病机及证候特点，将肺纤维化归为"肺痿"。病因多为久病伤肺，或误治伤津，导致肺气阴两虚，失于津气濡养所致。虽病位在肺，但与脾胃肾相

关，治疗以补肺生津为总的治疗原则。

### 🏵 699. 中医治疗肺纤维化的经验方有哪些？

中医治疗肺纤维化历史悠久，常予中药内服，常用的验方有以下几种。

（1）虚热证见咳嗽有痰，痰中带血，气喘，口渴咽燥等，可用麦门冬汤合清燥救肺汤加减，以滋阴清热，润肺生津。

（2）虚寒证见咳嗽痰多，痰质清稀且量多，头晕，易疲劳，怕冷，食欲差等，可用甘草干姜汤加减，以温养肺脏、补益气力。

（3）曹世宏经验方：选南沙参、麦冬、党参、白术、猪苓、瓜蒌、桑白皮、丹参、苦杏仁、浮小麦、五味子等，此方有润肺生津、益气化瘀之效用，若有咳嗽咳痰，痰质黏色白夹黄，气喘汗出等症状可选此方。

（4）芪冬活血饮加减方：浙贝母、百合、玄参、黄芪、山药、麦冬、金荞麦、穿山甲、金蝉花等，咳嗽气急，咽喉干燥，神疲体乏，便干，尿不畅的患者可用此方以气阴同补、固表扶正。

### 🏵 700. 治疗肺纤维化的中成药有哪些？

中医中药治疗肺纤维化有较好的疗效，下面介绍几种常见的治疗肺纤维化的中成药。

（1）百令胶囊、金水宝片：由发酵虫草粉组成，可以补肺益肾，益精填髓。如有咳嗽气喘、腰膝酸软乏力不适可选择。

（2）玉屏风颗粒：由防风、白术、黄芪组成，可以补益肺气，止咳定喘，如有咳喘声低，易疲乏，自汗怕风，易感冒等症状可选用。

（3）生脉饮：由党参（人参）、麦冬、五味子组成，可益气养阴生津，如有干咳无痰或少痰，喘息气短，动则加甚，神疲乏力，口干咽燥，五心烦热等症状可选用。

（4）复方丹参片：由丹参、三七、冰片组成，可活血化瘀，如有胸闷、胸痛、舌质紫暗等症状可选用。

## 二、辨证施膳调理肺纤维化

### 🏵 701. 肺纤维化患者可以服用的药膳有哪些？

肺纤维化的治疗，除中药内服及外治法治疗之外，还可在病情稳定期间选用药膳，具体如下。

（1）天花粉粥：天花粉 15 ～ 20g，粳米 60g。先将粳米加水煮粥，临煮熟时加入天花粉，再继续煮至粥煮，放温食用即可。本品具有清热生津，润燥止咳之效。

（2）银鱼粥：银鱼干 30g，糯米 100g，生姜、猪油、食盐各适量。先将银鱼干、糯米、老生姜分别洗净，将上述食材一同放入锅中熬煮成粥，而后加入少量猪油、食盐，趁温热空腹服用，每日可服用 2 次。功用：益肺健脾、补益虚损。

（3）秋梨膏：秋梨 3200g，麦冬 32g，款冬花 24g，百合 32g，贝母 32g，冰糖 640g。文火熬至稀流膏状时，加冰糖，搅拌令其溶化，再稍煮片刻即完成。每次服用 10 ～ 15ml，每日 2 次，温开水冲服。用后能养阴生津，润肺止咳。注意血糖偏高者禁用。

## ❖ 702. 肺纤维化患者可以饮用的茶饮有哪些？

（1）麦冬桑贝代茶饮：麦冬 9g，浙贝母 9g，霜桑叶 9g，以上 3 味中药，开水煎煮，频频服用，每日 1 剂。如咳嗽有痰，痰质黏稠难咳，口咽干燥，咽喉疼痛等症状可代茶饮。

（2）清金代茶饮：麦冬 12g，橘红 9g，天花粉 9g，知母 9g，党参 9g，以上 5 味中药，开水煎煮，频频服用，每日 1 剂。若有咳嗽咳痰，咳声低微，声音嘶哑，口干渴，鼻咽干燥，皮肤干燥等症状可代茶饮。

（3）益气生津代茶饮：人参 2g，鲜石斛 6g，麦冬 6g（去心），鲜青果 5 个（去尖研），粳米 50g，以上 5 味中药，开水煎煮，温服，每日 1 剂。若有气短乏力，干咳少痰，头晕沉，易疲劳等症状可服用此茶饮方。

（4）麦冬花粉代茶饮：麦冬 15g，天花粉 9g，橘红 10 片，以上 3 味中药，开水煎煮，频频服用，每日 1 剂。若有口干舌燥，咳嗽咳痰，心烦口渴，气急喘促等症状可代茶饮。

## 三、肺纤维化的中医养生法

## ❖ 703. 肺纤维化患者饮食调养的原则是什么？

肺纤维化患者在确诊后，在积极接受正规治疗的同时，需要注意饮食习惯的调整。

（1）少食多餐，进食软质、流质饮食。肺纤维化患者因胃肠功能差，易造成大便干结，软质、流质饮食有利于消化吸收，保持大便通畅。

（2）每天摄入新鲜水果和蔬菜，如柚子、百合、雪梨、枇杷、丝瓜、白果、山药等。

（3）适当摄入优质蛋白，如鸡肉、鸭肉、鹌鹑肉、鲤鱼、银鱼等。

（4）饮食宜清淡，忌食辛辣刺激、油腻质黏之物，如葱、姜、蒜、辣椒、糯米、肥肉、甜食等，以免诱发或加重病情。

（5）可将药膳与药物治疗相配合，达到日常调养之目的，如虚热者可选清热生津的食物，如萝卜、橄榄、枇杷等；虚寒者可选温肺补气的食物，如白果、山药、核桃仁等。

## 704. 适合肺纤维化患者的养生运动有哪些？

肺纤维化患者多处于慢性缺氧状态，除日常进行氧疗之外，还可适当进行锻炼，传统健身运动能够使呼吸深长而有余，提高换气率，使肺内的气体进行充分的交换，血液含氧量增多。同时长期锻炼，又可以增强体魄。传统运动中可采用以下方法。①调息：通过调整呼吸频率、强度，达到孕育及引导内气的目的，例如内丹术；②调畅肺气法；③八段锦；④六字诀。练功注意循序渐进，练功量由小逐渐加大，避免剧烈的行为动作，注意保暖，积极防治呼吸道感染。

## 705. 肺纤维化患者可以服用药酒吗？

肺纤维化患者不能服用药酒。其原因如下：①肺纤维化患者易处于长期缺氧状态，肺部摄氧能力降低，饮酒致体内代谢增加，随之增加机体耗氧量，加重缺氧状态。②中医学认为，该病肺脏虚损，津气严重耗伤，而又以肺燥津伤多见，病理变化过程中痰、瘀交杂肺络之间，酒虽有通血脉、行药势的功效，但酒性燥热，易生痰生湿，湿邪凝炼生热；酒性喜升，人体之气上行，又生痰浊于下焦，下焦失司，上焦之肺必受影响，易受外邪侵袭，使燥热更甚，故饮用药酒可能加重病势，建议禁酒。

## 706. 肺纤维化的高危人群如何通过中医手段进行预防？

高危人群主要有：①吸烟人群；②因职业因素长期接触有害粉尘及其

他有害烟雾的人群；③应用可能导致肺纤维化的药物或治疗的人群；④恶性肿瘤接受胸部发放射性治疗的人群，症状常出现在放疗后 6～12 个月。⑤结缔组织病患者。

高危人群可通过以下中医手段进行预防：①先尽量避免或远离致病环境；②可食用清热润肺、利咽的药膳；③耳穴保健：常选取肺、胃、口、神门、交感等部位，时时按压局部起到养生保健作用；④穴位贴敷：可于冬三月及夏三月时节行"三九贴""三伏贴"进行预防；⑤传统健身运动：调息功法、太极拳、八段锦等传统健身运动能够使呼吸深长而有余，提高换气率，增加呼吸深度，使肺内的气体进行充分的交换，血液含氧量增多。又可提高机体免疫功能，利于预防呼吸道感染发生。

## 四、治疗肺纤维化常用的中医外治法

### ❖ 707. 针刺疗法如何治疗肺纤维化？

肺纤维化中医治疗除中药内服外，还可运用传统针法治疗肺纤维化，通过刺激体表经络起到疏通脉络、调理经气、扶正祛邪、补益肺气、敛肺定喘、调和阴阳等作用。

常用穴位如下。①肺俞穴：功能宣肺利气、平喘，肺纤维化患者常于此穴行毫针刺法，若出现咳嗽咳痰黄稠、便秘症状，则宜点刺放血。②膏肓穴：有通宣理肺，益气温阳的功用，常用于气短、呼吸表浅、倦怠疲乏者，该穴也可应用灸法。③四花穴：肺纤维化疾病后期易生瘀生痰，故选"四花穴"，即双侧膈俞穴，具有理血宽中之效，适用于面色发暗、口唇发绀、皮肤干燥的肺纤维化患者；双侧胆俞穴：能理气清热，用于症见口苦、胸闷、胁肋疼痛患者的治疗。④足三里穴：强壮保健要穴，能扶正培元，通经活络，若有头晕、自汗、易疲劳等不适，可选此穴。⑤气海穴：功能补肾培元、固精，主要治疗形体消瘦、语声低微、乏力等。具体的选穴需经过专业的中医针灸医师四诊合参进行操作。

### ❖ 708. 耳穴疗法如何治疗肺纤维化？

在中医治疗肺纤维化的过程中，中医外治法发挥着重要的作用。耳穴疗法通过刺激脏腑经络相关联的耳穴，可以改善肺功能，缓解呼吸困难的症状。常用耳穴处方：应用王不留行籽，贴于小号胶布中，取主穴：肺、肾、气管、胸、角窝中、耳背肺，以宣肺气、利胸膈、止咳平喘，配穴有脾、交感、神门、内分泌、大肠，起到补虚扶正、调和阴阳的作用。由专业临床医护人员贴敷好后，每日按压3～5次，以轻微疼痛感为度，隔1～3天换1次，两耳交替或同时贴用。

### ◈ 709. 穴位贴敷疗法如何治疗肺纤维化？

穴位贴敷是以中医经络为理论基础的中医外治法，将半夏、细辛、干姜、白芥子、生姜等中药等份研磨成粉，加入蜂蜜、姜汁等做成糊状，通过四诊合参，贴敷于合适的穴位，进而起到扶正祛邪、止咳化痰、舒筋活络等治疗作用。

肺纤维化患者常用穴位贴敷处方如下。①主穴：大椎穴、肺俞穴、膈俞穴，以宣散肺气、止咳平喘、活血通络；②配穴：天突穴、定喘穴、足三里穴、中脘穴、膻中穴等。随症加减，药物研制成药饼，贴敷于以上诸穴，每次2～4小时，每日1次。贴敷期间需观察局部皮肤变化，若觉瘙痒难忍，立即取下穴位贴；若出现小水疱、局部发红等为正常现象，无须处理；水疱较大时，应寻求专业中医师帮助，需用无菌注射器抽出渗出液后，常规消毒后，无菌包扎。

# 第六节 肺 癌

## 一、中医对肺癌的认识及中药内治法

### ◈ 710. 中医如何认识肺癌？

"肺癌"是西医病名，中医则将"肺癌"称为"肺积""肺岩"，"积"说明该病病程长，病情缠绵；"岩"提示该病的病理产物坚硬、外表不规则如同石块。中医学认为肺癌的发生有两个方面，一是正气亏虚，二是邪毒内聚。正气亏虚主要是肺的气、血、阴、阳不足，抵御邪气的能力下降。邪毒内聚则是因各种饮食不当、情志失调、感受外来邪气等导致痰浊、痰瘀、痰热、痰毒等蕴结于肺内形成包块。

### ◈ 711. 中医治疗肺癌的思路是什么？

中医学认为"正气存内，邪不可干"，因此中医治疗肺癌的思路在化痰、清热、解毒、软坚散结的基础上，还要根据气血阴阳的不足给予扶正治疗，增强机体的免疫力。对于癌症患者来说，不能简单依靠局部治疗，而是要从整体的观点来看待癌症。尤其是当肺癌患者处于晚期，已经不能治愈，治疗的目的就是要改善症状、延长生存期。

## 712. 中医治疗肺癌有哪些优势？

中医治疗具有整体观念，具有以下优势。

（1）中药副作用少，在肺癌患者接受放化疗或手术时，配合使用传统中药可以增强机体免疫功能，提高机体对抗癌药物的耐受力和敏感性，有效控制癌细胞转移扩散，抑制癌细胞生长。

（2）对于接受了放化疗的肺癌患者，或晚期患者，配合使用中药可以明显减轻放化疗引起的食欲下降、乏力、消瘦等痛苦症状，实现人瘤共存、延长患者的生存期。

## 713. 中医治疗肺癌的常用单味中药有哪些？

许多单味中药被证实具有较好的、独特的抗肿瘤效应。按功效大致分为4种，一是直接具有杀伤肿瘤细胞作用的中药，如龙葵、肿节风、仙鹤草、山豆根、鸦胆子、冬凌草等。二是能够增强机体免疫能力的中药，如茯苓、黄芪、人参、冬虫夏草等。三是软坚散结类的中药如三棱、莪术、海藻、昆布等。四是具有清热解毒功效的中药，如白花蛇舌草、蛇莓、猫爪草、半枝莲等。中医在治疗肺癌时，在辨证论治的基础上可以加减选用这些单味的抗癌中药，增加临床效果。

## 二、辨证施膳调理肺癌

## 714. 肺癌患者可以选用的食材有哪些？

针对肺癌患者咳嗽、咳血等症状，可以选用养阴润肺、止咳止血、收敛的食物，如百合、杏仁、麦冬、玉竹、山药等有养阴润肺的功能，白果、枇杷、藕节、莲子、芡实、梨、蜂蜜等有止咳、止血的功能。针对放化疗后影响食欲，进食差的患者，可以选用山药、薏苡仁、陈皮、白术、神曲等调养脾胃。同时，在饮食上还要注意少吃刺激性和发霉变质、生痰伤肺食物，如肥肉、生葱、辣椒等。

## ❖ 715. 肺癌患者可以服用的药膳有哪些？

药膳是根据中医传统用药理论，将食物和药物经过烹调加工制成的一种具有药用价值的食品，是兼有药物功效和食品美味的特殊膳食，可以起到一定的调养作用。下面推荐几款适合肺癌患者服用的药膳。

（1）胡桃人参汤：胡桃肉 20g（不去皮），西洋参 6g，生姜 3 片，加水适量，同煎取汁 200ml，加冰糖少许调服，每日 1 次，临睡前温服。功能补肾益气养阴，适用于肺癌放化疗后气阴两虚患者。

（2）银杏橄榄冰糖水：银杏 20 枚，去壳，泡 1 天，去膜心；鲜橄榄 10g，去核，略捣烂；冰糖适量。用清水 3 碗，慢火煎至 1 碗，慢慢咽饮，并吃渣。适用于肺癌咳嗽痰血，或肺癌放疗中而见咽干咳嗽者。

（3）水鱼圆肉薏苡仁汤：水鱼（又称团鱼、甲鱼）1 只，宰后洗净约 500g，切碎，桂圆肉 15g，洗净，薏苡仁 30g，洗净。用水慢火炖熟，和盐调味服食。适用于肺癌痰多咳喘虚衰者。

（4）冬虫夏草炖水鸭：水鸭 1 只，去毛去内脏后得肉约 500g，冬虫夏草 10g，洗净，纳入鸭腹中，丝线缝合。以水适量，慢火炖熟，加食盐调味服食。适用于肺癌咳血及晚期癌症形体虚衰者。

## ❖ 716. 肺癌患者可以服用的中药茶饮有哪些？

中药代茶饮，是指将中草药与茶叶配用，或以中草药（单味或复方）代茶冲泡、煎煮，然后像茶一样饮用。患者在辨证或辨证与辨病相结合的基础上依据自身情况组方，可以起到养阴、润肺、止咳化痰、抗肿瘤、益气扶正等多种功效。下面推荐几款适合肺癌患者服用的茶饮。

（1）橘红茶：具有理气止咳、润肺化痰的功效，适合咳嗽痰多，且痰不容易咳出的肺癌患者。方法为绿茶 5g，橘红 3 ～ 6g，使用适量开水冲泡，每日服用 1 剂，不拘时，频频服用。

（2）金盏金莲花茶：具有清热解毒、提神调胃的功效，适合咳吐浓臭腥痰、口干口苦的早中期肺癌患者。方法为金盏花、金莲花各等量，使用适量开水冲泡，每日服用 1 剂。

（3）黄芪枸杞茶：具有益气扶正的功效，适合乏力、气短、出汗多、食欲不佳的肺癌术后患者。方法为：黄芪 15g、枸杞 15g，使用适量开水冲泡或者稍微煮沸后服用，每日服用 1 剂，一日数次，临睡前可将黄芪、枸杞吃光。

# 三、肺癌的中医养生法

## ❖ 717. 肺癌患者的饮食调养原则是什么？

肺癌患者的饮食调养以清淡饮食为主。对于早中期肺癌的患者，可以在消化吸收能力允许的情况下尽可能补充各类蛋白、碳水化合物、维生素等以增强体质，如牛肉、鱼肉、奶制品、豆制品、新鲜蔬菜、水果等，减少放化疗引起的正气损伤。尽量不要吃甜食或者喝冷饮，容易导致痰液黏稠，咳不出来。对于接受大的手术、体质差、进食差的肺癌患者，要少食多餐，保证营养需求，维持机体的电解质平衡。建议肉类选择瘦肉、牛肉、鱼肉；蔬菜类选择胡萝卜、西蓝花、黄豆、苦瓜、西红柿等；水果类选择草莓、苹果、木瓜、橙子等；菌类选择香菇、猴头菇、灵芝等。同时搭配玉米、荞麦、薏苡仁等粗粮以增加膳食纤维。

## ❖ 718. 肺癌患者可以服用药酒吗？

药酒是将中药炮制在酒中，通过酒的发散辛通作用使药材更好地发挥疗效。药酒养生是不少人选择的养生方式之一，每天适量喝一些药酒，能够很好地滋养身体，让身体保持强健。但是，不推荐肺癌患者服用药酒来养生，这是因为药酒具有活血的功能，加上酒精会兴奋体内腺体和神经，长期过量服用药酒会促进人体血液循环，加速细胞运动，包括癌细胞，有可能会诱发癌细胞的转移。

## ❖ 719. 肺癌患者如何进行中医运动养生？

太极拳、八段锦、五禽戏、慢跑、快走等运动方式能够增加肺活量，增强肺癌患者的肺功能。下面介绍两款可于家中进行的简单可操作的运动操。

（1）健肺功：于安静环境中，站定后全身放松，两眼向前平视，双足迈开与肩同宽，双掌相搭掌心向上，放于肚脐下 3cm 左右的位置，吸气时收腹，再缓缓呼气放松。每天练习半小时，于晚餐后 1 ～ 2 小时进行。

（2）健肺操：首先，双手自然垂于身体两侧，两脚与肩同宽。接着依次做出"伸展胸廓、转体压胸、交叉抱胸、双手挤压胸、抱单膝挤压胸、抱双膝压胸"这六个动作。整个过程以腹式呼吸为主，要求深吸气的同时做动作，定格 5 秒后，缓慢呼气还原。每个动作重复 5 ～ 10 次，效果最佳。

# 四、治疗肺癌常用的中医外治法

## 🏵 720. 肺癌患者可以拔罐吗？

拔罐疗法是中医最常见的外治法之一，可以通过疏通经络、通畅气血、消肿止痛、调理人体阴阳平衡，从而起到保健作用或达到治疗疾病的效果。肺癌不是拔罐的禁忌证，但肺癌患者处在放化疗期、手术期或机体严重虚弱的状态下最好不要进行拔罐。对于临床症状平稳、身体素质较好的肺癌患者，通过对患者进行体质辨证可以拔罐，需要注意的是，拔罐的时间不能太长，次数不宜频繁，每周 2 ～ 3 次为宜，每次拔罐时间不超过 15 分钟。此外需要注意的是拔罐不能治疗肺癌，只是可以起到一定的辅助作用。

## 🏵 721. 肺癌患者可以按摩吗？

人体分布有许多经络，肺经是人体非常重要的一条经脉，按摩肺经相关腧穴可以很好地改善肺部症状，对于肺癌患者来说也是简单易学的调养方式之一。下面介绍两种适合肺癌患者的按摩方法。

（1）按中府穴、天突穴：中府穴位于胸前壁外上方，前正中线旁开 6 寸，平第 1 肋间隙处；天突穴位于颈部，前正中线上，两锁骨中间，胸骨上窝中央。这两个腧穴均具有宣肺理气、平喘止咳的功效。按摩手法：用拇指按压两侧中府穴以及天突穴，每穴各 5 分钟，有温热感为佳；每天早晚各做一至两组。适合于咳嗽咳痰的肺癌患者。

（2）叩膻中穴：膻中穴位于前正中线上，平第四肋间，两乳头连线中点，叩击膻中穴具有宽胸理气，止咳平喘的功效，并有助于体内痰液的排出。按摩方法：双手合十，用大鱼际叩击膻中穴，力度适中，每次叩击 100 下以上。适合于早中晚期的肺癌患者。

## 🏵 722. 肺癌患者可以贴三伏贴吗？

三伏贴是传统的中医外治法，以中药直接贴敷于相关穴位，经由中药对穴位产生热性刺激，达到治病、防病的效果。肺癌患者可以依据自身情况选择三伏贴，通过穴位敷贴增强正气，提高自身免疫力和抗病能力，对长期接触致癌因素的患者"培本固元",穴位可选择足三里、中脘、内关、大椎等"强壮穴",这些穴位同时也适合接受放化疗的肺癌患者,可以减少放化疗引起的副反应。对于疼痛的肺癌患者,可以贴敷肺俞、阿是穴等起到止痛的作用。与传统三伏贴贴敷时间不同,肺癌患者可不局限于每年的三伏天时间,一年四季均可应用,同时应在正规医院、医生的指导下应用。

# 参考文献

蔡伯蔷，李龙芸，2005. 协和呼吸病学 [M]. 中国协和医科大学出版社 .

蔡剑飞，刘忠达，徐磊，等，2022. 穴位贴敷联合中西药治疗老年复治肺结核阴虚火旺证的临床观察 [J]. 上海针灸杂志，41(3): 231-237.

樊春晓，崔蒙，于琦，等，2011. 基于中医药数据库的中医药治疗肺癌临床文献分析 [J]. 中国中医药信息杂志，18(5): 27-28, 32.

葛均波，徐永健，2018. 内科学 [M]. 9 版 . 北京：人民卫生出版社 .

关里，毛丽君，赵金垣，等，2019. 职业性肺部疾病分类及诊疗原则分析 [J]. 中国工业医学杂志，32(4): 330-331.

国家卫生计生委疾病预防控制局，2016. 中国居民营养与慢性病状况报告（ 2015 年 )[M]. 北京：人民卫生出版社 .

郝海燕，李建国，刘惠田，等，2015. 河北省 2001 至 2012 年尘肺病发病特征与流行趋势 [J]. 中华劳动卫生职业病杂志，33(5): 342-347.

胡春丽，2011. 肺功能检查的体会 [J]. 中国中医药现代远程教育，9(22): 92.

李薇，杨汀，王辰，2020. 中国慢性阻塞性肺疾病防治现状及进展 [J]. 中国研究型医院，7(5): 1-5, 78-84.

李娜，张彦萍，2016. 结缔组织病相关间质性肺疾病诊治进展 [J]. 临床荟萃，31(5): 506-511.

李宁，2017. 中医特色疗法治疗稳定期慢性阻塞性肺疾病临床疗效的 Meta 分析 [D]. 郑州：河南中医药大学 .

李正欢，张晓云，陈杨，等，2022. 基于 2021 年 GOLD《COPD 诊断、治疗与预防全球策略》解析慢性阻塞性肺疾病稳定期非药物管理策略 [J]. 中国全科医学，25(2): 131-138.

林莉，张光峰，张晓，等，2009. 结缔组织病肺间质病变的临床、影像和病理诊断 [J]. 中华临床免疫和变态反应杂志，3(4): 272-277.

刘楠楠，郝学辉，田祺，等，2019. 戒烟门诊患者烟草危害认知与戒烟效果评价 [J]. 中国老年学杂志，39(24): 6120-6123.

马烈光，蒋力生，2016. 中医养生学 [M]. 3 版 . 北京：中国中医药出版社 : 250.

潘慧芳，王丽敏，陈秀华，等，2022. 丹参素的抗纤维化研究进展 [J]. 广东化工，49(2): 189-190.

乔翠霞，李素云，2010. 慢性阻塞性肺疾病的流行病学研究现状 [J]. 中国老年学杂志，30(11): 1618-1621.

沈思佳，任宏丽，张怡洁，等，2016. 近代针灸治疗肺结核选穴特点及诊疗规律研究 [J]. 浙江中医杂志，51(7): 469-470.

世界中医药学会联合会肺康复专业委员会，2020. 慢性阻塞性肺疾病中医康复指南 [J]. 世界中医药，15(23): 3710-3718.

首都医科大学辅助北京胸科医院 / 北京结核病胸部肿瘤研究所，中国防痨协会，《中国防痨杂志》编辑委员会，2021. 耐药肺结核全口服化疗治疗方案中国专家共识 [J]. 中华防痨杂志，43(9): 859-866.

孙增涛，2022. 中成药治疗慢性阻塞性肺疾病临床应用指南（2021 年）[J/OL]. 中国中西医结合杂志，42(68): 1-14.

田德禄，2002. 中医内科学 [M]. 北京：人民卫生出版社.

王辰，梁宗安，詹庆元，等，2010. 呼吸治疗教程 [J]. 北京：人民卫生出版社.

王玉洁，王彦田，2008. 肺结核的中医治疗绝招 [J]. 中国实用乡村医生杂志，15(3): 47-48.

魏建芳，孙子凯，2021. 曹世宏论治慢性阻塞性肺疾病合并肺间质纤维化的经验 [J]. 中国民间疗法，29(23): 22-24.

温晖，陈建建，2020. 中药穴位贴敷治疗支气管扩张伴咯血的临床观察 [J]. 基层医学论坛，24(13): 1893-1894.

武常流，1999. 实用疑难病中西医诊疗全书 [M]. 北京：中国中医药出版社.

邢思贤，孙丽凤，2022. 中医药治疗肺间质纤维化研究进展 [J]. 河南中医，42(8): 1278-1283.

徐俪颖，蔡宛如，王会仍，等，2022. 芪冬活血饮加减治疗肺间质纤维化的临证经验 [J]. 浙江中医药大学学报，46(2): 148-151.

杨晓明，刘忠达，张尊敬，等，2018. 灸法治疗肺结核概述与分析 [J]. 新中医，50(6): 21-24.

张骏濠，2017. 现代名老中医治疗慢性阻塞性肺疾病用药规律研究及临床验案举隅 [D]. 广州：广州中医药大学.

赵晨宇，尹雯，李志勇，等，2014. 肺纤维化的临床药物治疗新进展 [J]. 中国药房，25(10): 928-932.

支气管扩张症专家共识撰写协作组，中华医学会呼吸病学分会感染学组，2021. 中国成人支气管扩张症诊断与治疗专家共识 [J]. 中华结核和呼吸杂志，44(4): 311-321.

中国医师协会睡眠医学专业委员会，2018. 成人阻塞性睡眠呼吸暂停多学科诊疗指南

[J]. 中华医学杂志 , 98(24): 1902-1914.

中华人民共和国国家卫生健康委员会 , 2022. 原发性肺癌诊疗指南 (2022 年版 )[J]. 中国合理用药探索 , 19(9): 1-28.

中华医学会 , 中华医学会杂志社 , 中华医学会全科医学分会 , 等 , 2019. 成人阻塞性睡眠呼吸暂停基层诊疗指南 (2018 年 )[J]. 中华全科医师杂志 , 18(1): 21-29.

中华医学会 , 中华医学会杂志社 , 中华医学会全科医学分会 , 等 , 2019. 肺结核基层诊疗指南 (2018 年 )[J]. 中华全科医师杂志 , 18(8): 709-717.

中华医学会 , 中华医学会杂志社 , 中华医学会全科医学分会 , 等 , 2018. 慢性阻塞性肺疾病基层诊疗指南 (2018 年 )[J]. 中华全科医师杂志 , 17(11): 856-870.

中华医学会变态反应分会呼吸过敏学组 ( 筹 ), 中华医学会呼吸病学分会哮喘学组 , 2019. 中国过敏性哮喘诊治指南 ( 第一版 , 2019 年 )[J]. 中华内科杂志 , 58(9): 636-655.

中华医学会呼吸病学分会肺癌学组 , 中国肺癌防治联盟专家组 , 2018. 肺结节诊治中国专家共识 (2018 年版 )[J]. 中华结核和呼吸杂志 , 41(10): 763-771.

中华医学会呼吸病学分会肺栓塞与肺血管病学组 , 中国医师协会呼吸医师分会肺栓塞与肺血管病工作委员会 , 全国肺栓塞与肺血管病防治协作组 , 2018,. 肺血栓栓塞症诊治与预防指南 [J]. 中华医学杂志 98(14): 1060-1087.

中华医学会呼吸病学分会肺栓塞与肺血管病学组、中国医师协会呼吸医师分会肺栓塞与肺血管病工作委员会、全国肺栓塞和肺血管病防治协作组等 , 2021. 中国肺高血压诊断与治疗指南（2021 年版）[J]. 中华医学杂志 , 101(1): 11-51.

中华医学会呼吸病学分会介入呼吸病学学组 , 2019. 成人诊断性可弯曲支气管镜检查术应用指南 (2019 年版 )[J]. 中华结核和呼吸杂志 , 42(8): 573-590.

中华医学会呼吸病学分会慢性阻塞性肺疾病学组 , 中国医师协会呼吸医师分会慢性阻塞性肺疾病工作委员会 , 2021. 慢性阻塞性肺疾病诊治指南（2021 年修订版）[J]. 中华结核和呼吸杂志 , 44(3): 170-205.

中华医学会呼吸病学分会哮喘学组 , 中国哮喘联盟 , 2017. 重症哮喘诊断与处理中国专家共识 [J]. 中华结核和呼吸杂志 , 40(11): 813-829.

中华医学会呼吸病学分会哮喘学组 , 2020,. 支气管哮喘防治指南（2020 年版）. 中华结核和呼吸杂志 43(12): 1023-1048.

中华医学会呼吸病学分会胸膜与纵隔疾病学组（筹）, 2022. 胸腔积液诊断的中国专家共识 [J]. 中华结核和呼吸杂志 , 45(11): 1080-1096.

中华医学会结核病学分会重症专业委员会 , 2020. 结核病营养治疗专家共识 [J]. 中华结核和呼吸杂志 , 43(1): 17-26.

中华医学会重症医学分会重症呼吸学组 , 2021. 机械通气患者雾化治疗指南 [J]. 中华重症医学电子杂志 ,07(3): 193-203.

周岱翰 , 林丽珠 , 2021. 中医肿瘤食疗学 [M]. 广州：广东科技出版社 .

周俭 , 2012. 中医营养学 [M]. 北京 : 中国中医药出版社 : 172-177.

周松 , 2010.. 家庭生活百科 [M]. 长春：北方妇女儿童出版社

周仲英 , 2007. 中医内科学［M］.2 版 . 北京 : 中国中医药出版社 .

朱蕾 , 钮善福 , 2017. 机械通气 [M].4 版 . 上海 : 上海科学技术出版社 .

Soriano JB, Kendrick PJ, Paulson KR, et al, 2020. Prevalence and attributable health burden of chronic respiratory diseases, 1990-2017: a systematic analysis for the Global Burden of Disease Study 2017.The  Lancet Respiratory Medicine, 8(6): 585-596.

Walkoff L, Hobbs S, 2020. Chest Imaging in the Diagnosis of Occupational Lung Diseases[J].Clin Chest Med, 41(4): 581-603.

World Health Organization, 2022. Global tuberculosis report 2022.Geneva: World Health Organization.